天下文化
BELIEVE IN READING

心理勵志 S01A

奇 蹟

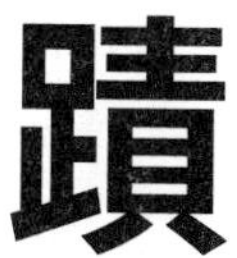

MY STROKE OF INSIGHT

A Brain Scientist's Personal Journey

Jill Bolte Taylor

泰勒 —————— 著　楊玉齡 —————— 譯

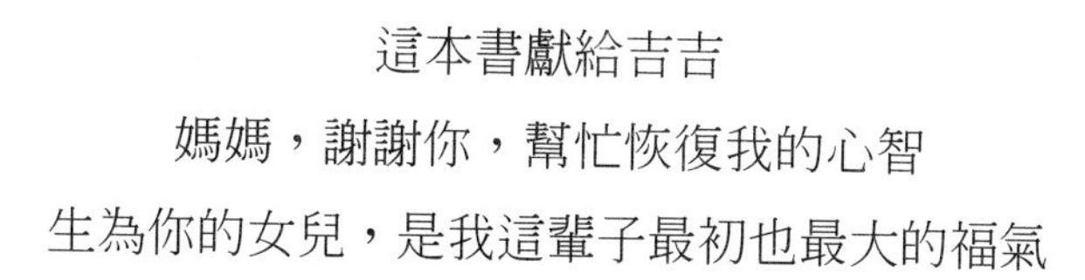

這本書獻給吉吉

媽媽，謝謝你，幫忙恢復我的心智

生為你的女兒，是我這輩子最初也最大的福氣

並謹此紀念我的狗狗妮雅

你的愛，無可比擬

讀者們，致上我最深的敬意，我全心相信《奇蹟》將會從您們的手中，流傳到其他能因此受益的人手中。

——吉兒·泰勒

奇蹟

目次

前言

敞開心房，打開腦門

每顆腦袋都有自己的故事，而這個故事是我的。

十年前，我在哈佛大學醫學院從事研究，並指導年輕醫生有關人腦的知識。但是，在一九九六年十二月十日，我給自己上了一課。

那天早晨，我經歷了一種罕見的左腦中風。因為我腦裡有一個之前沒有檢查出來的天生血管畸形，那天血管突然破裂，導致大出血。在那短短四小時內，我透過腦解剖學家（神經解剖學家）好奇的雙眼，看到我的腦袋如何一點一滴的喪失處理資訊的能力。

那天早晨接近尾聲時，我已經不能行走、說話、閱讀、寫字，甚至連自己的生平都想不起來。我像胎兒般捲曲身子，了無精力，一心等死，而當時的我，當然萬萬想不到日後我還有機會和他人分享這次經驗。

《奇蹟》這本書，是我在那沉寂的心智迷宮裡的旅途日誌，在那兒，我被包裹在一團深沉的內在祥和之中。這本書，是我的學術訓練與個人經歷及洞見編織而成。就我所知，這是第一本由罹患嚴重腦溢血之後、完全康復的神經解剖學家所寫的記事文。我很興奮，這些字句終於進入人世間，有機會對這個世界做出貢獻。

最重要的是，我深深感謝，我能活下來，並保有腦力直到今天。

剛開始，我是因為許多無條件付出的好人，而去忍耐復健過程的痛苦。這些年來，我一直嚴格遵守復健計畫，為的是一名與我聯絡的年輕女子，她迫切的想了解她那因中風而過世的母親為何在發病時沒有打一一九求救。為的是一名年長男士，他擔憂愛妻在死前的昏迷狀態中可能受了活罪。我一直被栓在電腦前（膝上有我的忠狗妮雅相伴），為的是那許許多多照顧病人的人，他們打電話進來要求指點迷津，以及尋求希望。

我堅持寫這本書，是為了我們社會裡每年即將經歷中風的七十萬人（以及他們的家人）。我在想，只要有一個人是因為讀了〈中風那天早晨〉那一章，而認出中風徵兆，並向外求救（要及早求救，不然就太遲了），那麼我在過去十年來的努力就更值得了。

這本書可以分成四大部分。第一部分，「吉兒中風前的生活」將為你介紹腦袋關機之前的我。描述為何我從小就想當腦科專家，內容包含一些我的學術訓練、我的主張，以及我個人的探索。

我以前的人生還算滿成功的。我是哈佛大學的腦科專家，在美國精神疾病聯盟（National Alliance on Mental Illness）服務，常常巡迴全美，化身為「走唱科學家」。

我另外加了一點簡單的科學知識（中文版放在書末的附錄裡），希望能幫助你們了解，我的腦袋在我中風那天早晨，經歷了哪些生理狀況。

如果你很好奇，中風的感覺到底是怎麼一回事，那麼第二章〈中風那天早晨〉可以滿足你。在這裡，我將帶你進行一趟非比尋常的旅程，讓你透過科學家的眼睛，去體會我的認知能力如何一步一步的惡化。

隨著我腦袋裡的出血愈來愈大量，我把我在認知上的缺陷，與我腦裡正在進行的、看不見的生物學變化，連結在一起。身為神經解剖學家，我得說，我因為這次中風而得到的關於我的腦袋以及它如何運作的知識，不亞於我長年在學術領域所學到的。

在那天早晨接近尾聲時，我的意識已經漂浮到一個彷彿天人合一的境界。從那次以後，我終於了解，如何才能經歷到那種「神祕的」或是「形而上的」經驗——就我們的腦部結構而言。

如果你認識罹患過中風或其他腦部創傷的人，那麼本書中的復健篇章或許就更值得一讀了。在這些篇章中，我要分享我的復健日誌，包括四十個小撇步，關於我需要（或不需要）的事物，以便能完全康復。我把「中風復原建議」條列在書末，方便各位查詢。我衷心期盼你們能把這些資料分享給需要的人。

最後，《奇蹟》剖析了這次中風讓我學到的腦部知識。讀到這裡，你應該會發現，本書並不真的是在談中風。更正確的說，中風只是一個創傷事件，透過它，內心的洞見因而產生。本書談的是我們人腦的美麗與彈性，因為它天生就有能力不斷去適應變動與恢復功能。

基本上，這是我的腦袋進入右腦意識的旅程，在那裡，我被包裹在一團深沉的內在祥和裡。

我恢復了左腦的意識，為的是要幫助其他人達到祥和的境界——當然，是在沒有中風的情況下！

但願各位都能享受這趟旅程。

奇蹟

第一章

吉兒中風前

我是專業的神經解剖學家，也發表過學術著作。

我生長在美國印第安納州的特勒荷特。我有兩個哥哥，其中一個只比我大十八個月，他在三十一歲那年被正式診斷出患有思覺失調症，但事實上，他展露出明顯的精神疾病徵兆，已經好幾年了。童年時期，他經歷的現實以及他選擇的應對方式，和我就很不一樣。也因此，我從小就對人腦很著迷。

我很好奇，為什麼哥哥和我可以對同一段經歷，提出完全不同的說法。這種在認知、資訊處理以及反應上的差異，促使我想成為腦科學家。

一九七〇年代末，我在印第安納大學布魯明頓校區念大學。由於我哥哥的關係，我很想知道，就神經學而言，什麼樣才叫做「正常」。當時神經科學還是很新的領域，印第安納大學裡還沒有正式的神經科學系。我藉著同時學習生理心理學和人類生物學，盡可能的多學了一些與人腦有關的東西。

我這輩子在醫學領域的第一份正式工作，到頭來對我的人生助益良多。我的第一份工作是到特勒荷特醫學教育中心擔任實驗室技術員，那裡是印第安納大學醫學院的分支機構，卻設立在印第安納州立大學的校園內。我的工作時間平均分配給醫學大體解剖實驗室以及神經解剖實驗室。在那兩年期間，我沉浸在醫學教育裡，而且在墨菲（Robert C. Murphy）教授的指導下，愛上了人體解剖。

接下來的六年，我跳過碩士班，直接註冊攻讀印第安納州立大學生命科學研究所的博士班。我的課表排得滿滿的，主要是醫學院一年級的課程，至於研究方面，我主修神經解剖學，指導教授是安德森（William J. Anderson）。一九九一年，我拿到博士學位，對於教授醫學院程度的大體解剖學和神經解剖學深具信心。

一九八八年，當我一邊在特勒荷特醫學教育中心工作，一邊念研究所的時候，我哥哥被正式診斷出罹患思覺失調症。就生物學角度，他是這宇宙中與我關係最近的人。我很想知道，為什麼我可以把夢想和現實連在一起，然後讓美夢成真。而我哥哥的腦袋到底出了什麼問題，為什麼他就沒辦法把夢想與現實相連，反而是與幻想相連？我非常渴望探討思覺失調症。

離開印第安納州立大學後，我到哈佛大學醫學院神經科學系做博士後研究。我花了兩年的時間跟隨圖特爾（Roger Tootell）博士研究大腦顳葉中區的定位，這個區域位於大腦視皮質上負責追蹤運動的部位。我對這個主題感興趣，是因為思覺失調症患者在注視移動物件時，會出現異常的眼球行為。

協助圖特爾博士找出顳葉中區在人類大腦的位置後[1]，我順從心底真正的意願，轉往哈佛大學醫學院精神病學系。我的目標是進入麥克連醫院芙蘭馨．貝內斯（Francine M. Benes）博士的實驗室。貝內斯是世界知名的專家，專注於思覺失調症的遺體腦部解剖研究。我相信，這樣做可以讓我貢獻所學，去幫助和我哥哥有同樣病情的人。

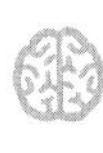
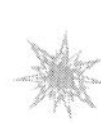
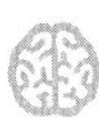

在我去麥克連醫院報到前一週，我和父親海爾飛往邁阿密，參加一九九三年美國精神疾病聯盟[2]的年度大會。我父親是美國聖公會牧師，擁有諮商心理學的博士學位，主張社會公義一向不遺餘力。我們倆都很想參加這次大會，一方面希望多了解美國精神疾病聯盟，另一方面也希望能貢獻一份心力。

美國精神疾病聯盟致力於改善嚴重精神病患的生活，是全美相關的草根性團體中，規模最大的一個。當時，美國精神疾病聯盟的會員有將近四萬戶人家，每家都有摯愛的家人經診斷罹患重大精神疾病。現在，該組織的會員數目接近二十二萬戶。美國精神疾病聯盟的全國性組織所倡導的是國家級的議題，州級組織則倡導州政府層級的議題。除此之外，該聯盟還有一千一百個地方性分部，散布全美各地，提供支持與教育，並提倡患者家庭在社區裡應享有平等的機會。

那趟邁阿密之旅改變了我的一生。

這群大約一千五百人的會員，包括重大精神疾病患者的父母、兄弟姊妹以及子女，聚集在一起，尋求支持、教育、宣導以及相關研究等議題。在我認識其他精神病患的兄弟姊妹之前，我從來沒有體會到，我哥哥的病對我的生活造成多大衝擊。在那幾天之內，我發現有這麼一群人，他們全都了解親手足被思覺失調症奪走的痛苦。他們了解我們一家怎樣奮力協助我哥哥求醫。

他們採取團隊出擊，以組織來發聲，對抗社會對精神疾病的不公平與汙名化。他們藉由教育計畫，來幫助自己以及社會大眾，提升與精神疾病相關的生物學理知識。同樣重要的是，他們鼓吹腦科學家幫忙尋找療法。

我當下就覺得自己來對了地方，而且來得正是時候。我是患者的兄弟姊妹，我是科學家，而且我也有心協助和我哥哥同病相憐的人。在我心深處，我覺得不僅找到了值得努力的目標，也找到了一個大家庭。

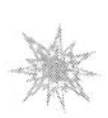

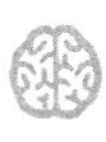

邁阿密集會後的那一週，我精神奕奕的來到麥克連醫院的結構神經科學實驗室，向芙蘭馨．貝內斯教授報到，渴望展開新工作。

我暱稱為「思覺失調症之后」的芙蘭馨，是一位很了不起的科學家。單單從旁觀察她如何思考、如何探討問題，以及如何從數據中學到的片段整合起來，對我來說，就是一大樂事。能夠親眼見識她在實驗設計上的創造力，以及她主持實驗室時的堅持、精確與效率，更是我的一大榮幸。

這份工作對我來說，是美夢成真。研究思覺失調症患者的腦部，令我覺得生活有目標。

然而，第一天上班，芙蘭馨就把我給嚇到了，她告訴我說，由於精神病患家族鮮少捐出腦部，使得遺體解剖研究長期以來都缺乏腦組織材料。我聽了簡直不敢相信。

我才剛剛花了將近一週的時間，參與美國精神疾病聯盟的全國性會議，與數百名重大精神疾病患者的家屬相聚。在集會中，美國心理衛生研究所前所長賈德（Lew Judd）博士主持科學研究的部分，同時還有好幾位知名科學家報告他們的研究。

美國精神疾病聯盟的會員家庭熱愛分享與學習腦部相關研究，因此當我發現捐贈的腦組織不足時，心裡很震驚。我認定這只是大眾尚未意識到的問題。我相信，一旦美國精神疾病聯盟的會員家庭知道有腦組織短缺這回事，一定願意在聯盟內大力推廣腦部捐贈，以解決這個難題。

第二年（一九九四年），我獲選為美國精神疾病聯盟全國董事會的董事。對我來說，有機會為這麼棒的團體服務，真是令人興奮，是一大榮耀，也是一大責任。當然，我的基本政見就在於宣導腦部捐贈的重要性，以及由於精神病患腦組織短缺，使得科學家無法進行相關研究這件事。我把它稱為「組織議題」（Tissue Issue）。

當時，美國精神疾病聯盟會員的平均年齡為六十七歲，而我只有三十五歲。能夠成為最年輕的董事，我感覺很光榮。我精力充沛，躍躍欲試。

帶著我在美國精神疾病聯盟的新頭銜，我立刻跑遍全美各地，在聯盟的州級集會中，宣導我的施政方針。在我展開這些活動之前，位在貝內斯實驗室對面的哈佛大學腦組織資源中心（又稱「腦庫」）[3]，每年收到精神病患所捐贈的腦不到三個。這些組織根本不夠芙蘭馨的實驗室做研究，更別提腦庫還要供應腦組織給其他實驗室。

在我巡迴各地，教育美國精神疾病聯盟家族有關「組織議題」之後幾個月，捐腦數量變多了。目前，來自精神病患捐腦的數量，每年約有二十五到三十五個。如果每年有一百個捐贈的腦，將能讓科學界大展身手。

我知道在我剛開始宣揚「組織議題」時，捐腦這個話題令台下觀眾很不自在。我可以預料到觀眾會在什麼時刻突然醒悟道：「天哪，她想要我的腦袋！」而我就會開口說：「沒有錯，我想要你們的腦袋，但是別緊張，我並不急！」

為了緩和他們明顯的不安，我寫了一首腦庫押韻歌，取名為「一—八〇〇—腦庫！」(1-800-BrainBank!)[4]，然後開始帶著吉他巡迴演講，成為所謂的走唱科學家[5]。每當我快要講到捐腦這個話題，而會場的氣氛也開始緊張時，我就會拿出吉他，為大家獻唱一曲。這首腦庫押韻歌似乎有夠呆，因此總能適時緩和緊張的氣氛，敲開眾人的心房，讓我順利闡釋我要表達的訊息。

我在美國精神疾病聯盟所做的努力，為我的生命帶來重大意義，而我在實驗室裡的研究也同樣開花結果。我在貝內斯實驗室最早的研究主題，是與她一起建立一種實驗規程，可以讓同一片組織上的三種神經傳遞物質系統都視覺化。神經傳遞物質是腦細胞用來溝通的化學物質。

這是非常重要的研究，因為新型的非典型抗精神病藥物都是設計來影響多重的神經傳遞物質系統，而非單一系統。讓同一片組織上的三種不同系統的神經傳遞物質視覺化，可以讓我們更有能力去了解這些系統之間細膩的互動。

我們希望更加了解腦部的微型迴路——哪些區域上的哪些腦細胞，用哪些化學物質，以多少的量，來進行溝通。愈是了解嚴重精神病患與正常人在腦細胞層次的差異，醫學界就愈有希望提出適當的醫療協助。

一九九五年春天，我這項研究獲選為《生物科技期刊》的封面故事，並在一九九六年贏得哈佛大學醫學院精神病學系的大獎——麥塞爾獎（Mysell Award）。我熱愛實驗室工作，也熱愛與我的精神疾病聯盟大家庭分享我的研究。

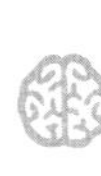
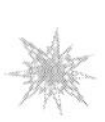
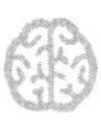

然後意外發生了。

當時我才三十幾歲，無論專業生涯與個人生活都一帆風順。但是突然之間，玫瑰人生與美好未來頓時化為泡影。

一九九六年十二月十日，我醒來時發覺自己的腦袋出了問題。我中風了。在那短短四個小時內，我眼睜睜看著自己的心智逐步惡化，沒有能力處理透過感官從外界蒐集來的刺激。這種罕見的腦溢血，讓我完全無法行走、說話、閱讀、寫字，甚至連自己的生平都想不起來。

我明白，各位現在可能急著想知道我中風那天早晨的感受。然而，為了讓各位更了解當時我腦袋所經歷的變化，我寫了兩章，談一些簡單的科學[6]。

請不要讓這些科學把你嚇跑。我已經盡量寫得淺顯易懂，我用了許多簡單的圖解，好讓各位明白，在我的認知、生理、以及心靈經驗底下，有著什麼樣的解剖學

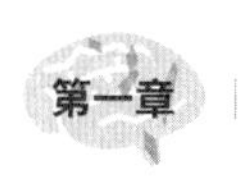

結構。

我還是鼓勵你先閱讀那部分，因為我相信它們能大大的幫助你理解本書。如果你實在不想先讀那些篇章，那麼請記得，它們還是隨時在那裡等著你參考。

1 R.B.H Tootell and J.B. Taylor, "Anatomical Evidence for MT/V5 and Additional Cortical Visual Areas in Man," in Cerebral Cortex (Jan/Feb 1995) 39-55.

2 美國精神疾病聯盟（National Alliance on Mental Illness）的網站 www.nami.org，電話 1-800-950-NAMI。

3 哈佛大學腦組織資源中心（Harvard Brain Tissue Resource Center），也就是「腦庫」（Brain Bank）的網站是 hbtrc.mclean.harvard.edu，電話是 1-800-BrainBank。

4 請翻到本書最後，就有腦庫押韻歌的歌詞。

5 請上網站 www.drjilltaylor.com，聆聽吉兒的演唱。

6 中文版注：為了讓故事主軸更一氣呵成，經過作者的同意，中文版把原來關於大腦科學知識的那兩章，移到第十八章之後，特此敬告讀者。

奇蹟

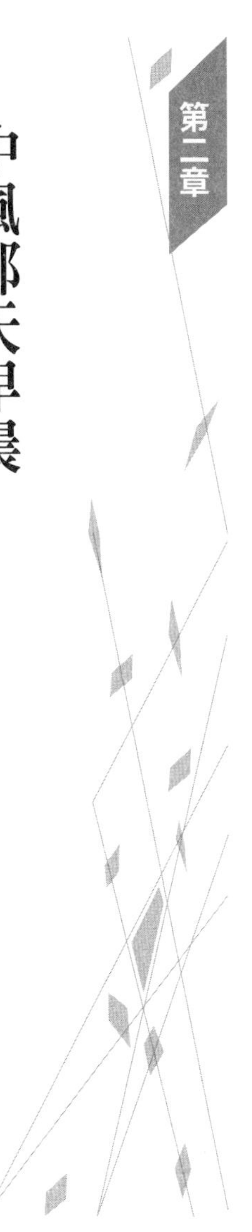

中風那天早晨

一九九六年十二月十日，早晨七點。我在CD唱盤準備播放的啟動聲中醒來。睡眼惺忪的我，及時按下貪睡裝置，趕搭下一個腦波，重返夢鄉。在這個我稱作「塞他鄉」(Thetaville)的神祕境界——一個介乎睡夢與清醒之間的不真實地帶，我精神煥發、暢快，不受現實羈絆。

六分鐘後，CD的卡答卡答聲喚回了我的記憶，想起自己是陸生哺乳類動物。這時一股撕裂腦門的刺痛，慢慢將我催醒，痛楚來自我左眼的正後方。

瞇著眼迎向早晨的陽光，我用右手把鬧鐘拍停，然後本能的以左手掌緊緊壓著臉側。

對於很少生病的我，這種痛醒的感覺有夠奇怪。當我的左眼以緩慢的節奏在那兒跳動時，我不禁有點迷惑和生氣。眼睛後面的痛楚還是很強烈，好像一口咬下冰淇淋時，齒根傳來的那種尖銳痠痛。

翻身離開溫暖的水床，我帶著傷兵般憂喜參半的矛盾心情，來到現實世界。我拉下臥室窗簾，遮住那刺眼的陽光。

我決定做運動，那應該有助於血流暢通，或許能減輕疼痛。一會兒後，我就跳上了健身車，開始運動，一邊聽著仙妮亞唐恩高歌：「你的靴子去過誰的床底下？」

這時我全身突然有一陣強大、不尋常的分離感。這種感覺太奇怪了，我開始擔心自己的健康。

即便我的思緒還很清楚，但我的身體卻開始有不對勁的感覺。

我看著自己的手和手臂前後的划動，方向和軀幹的律動相反，心裡有一股奇怪的感覺：我和自己的正常認知功能脫離了。就好像我的身心連結在某方面出了問題。

（請注意：本書所有腦部圖解，左邊都代表大腦的前方。）

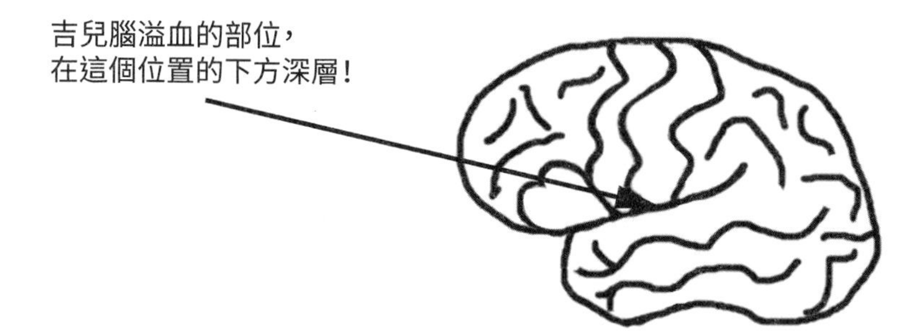
吉兒腦溢血的部位，
在這個位置的下方深層！

彷彿和正常現實脫鉤，我似乎正在注視著自己的活動，而非親身進行這些活動。感覺我好像在觀看自己做運動，有點像是喚起一段記憶。我那抓著扶手的手指，看起來像是很原始的爪子。

好一會兒，我邊動邊看，看我的身子充滿節奏感的擺動著，看得入了迷。我的軀幹隨著音樂節奏精準的上上下下，雖說我的頭還在痛。

這感覺很詭異，彷彿我的意識心智懸掛在正常現實與某個祕境之間。雖然這種經驗令我想起平日早晨還沒完全睡醒的塞他鄉，但我很確定當時我已經醒了。然而，我覺得好像困在一種冥想之中，既停不下來，也逃不出去。

恍惚之中，我感到腦裡的劇痛急速升高，這時我才明白運動可能不是好主意。我對於身體狀況開始覺得緊張，於是我爬下健身器，搖搖晃晃的通過客廳前往浴室。行進之間，我注意到自己的動作不再流暢。我的動作似乎很遲緩、刻意，幾乎像是抽動。肌肉不再正常協調的情況下，我的步伐一點都不優雅，平衡感也沒了，充其量只能全神貫注的讓自己保持直立。

在我舉腳踏進浴缸時，還得扶著牆壁來支撐自己。奇怪的是，我竟能感覺到腦袋的內部活動，感覺到它在努力調整我下肢各個作用相反的肌肉群，以避免讓我摔倒。

我對這些自發性身體反應的認知，不再是屬於知識上的了解。相反的，我當時是清楚的偷窺並體驗到，我的腦袋和全身五十兆個細胞，正以完美一致的合作方式賣力工作，以維持我身體的彈性與協調。透過一雙熱愛神妙人體設計的眼睛，我敬畏的見識到我的神經系統的自發性運作，它不斷在計算每個關節的角度。

我靠著淋浴間的牆壁以保持平衡，渾然不知已經身陷險境。當我彎身打開水龍頭時，突然被湧進浴缸的水以及那誇張的喧鬧聲嚇了一大跳。這種超乎預期的音量放大，一方面讓人覺得愉快，一方面也讓人不安。

這時我突然明白，除了協調和平衡的問題之外，我處理輸入聲音（聽覺資訊）的能力也不對勁了。

就我對神經解剖學的了解，協調、平衡、聽覺以及吸氣動作都是透過腦幹上的橋腦來處理的。這時，我才第一次想到，或許我罹患了某種有生命危險的重大神經失能症。

我的認知心智開始搜尋，想解釋我的腦袋結構到底出了什麼毛病，這時隆隆水聲逼得我步履蹣跚往後靠，那驚人的巨大音量穿透了我敏感疼痛的腦。

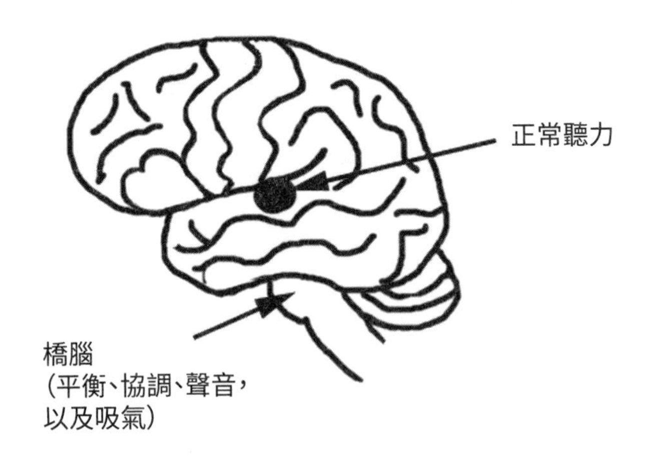

神經纖維通過腦幹的橋腦

就在那一刻，我突然覺得很脆弱，同時注意到，始終在一旁不斷提醒我周遭環境的腦袋饒舌（brain chatter，請見第283頁）不再滔滔不絕、內容也不再是可預期的談話了。相反的，我的語言思維現在變得不連續、片片段段的，其間不時穿插一陣陣沉寂。

當我發現外界的感覺已經漸漸消散，包括我公寓樓下的車水馬龍聲，我馬上就知道，我原本寬廣的觀察範圍已經受到壓縮了。當我的腦袋饒舌開始崩解，我感到一股奇異的疏離感。

由於腦出血的關係，我當時的血壓一定很低了，因為我可以感覺到全身每個系統，包括指揮運動的心智能力都變成了慢動作。然而，即使腦袋不再喋喋不休的談論外界以及我與外界的關係，自我意識始終存在我心裡。

迷迷糊糊中，我開始搜尋身體和腦袋的記憶庫，看看能否找出絲毫類似的經歷加以分析。我想知道，*我到底是怎麼了？以前我有沒有過類似的經驗呢？我有沒有感覺過這種情況呢？這感覺有點像偏頭痛。我的腦袋到底是怎麼了？*

我愈是努力的想集中精神，我的思緒就飛得愈快。我不但沒有找出任何答案和資訊，反而遇上一股愈來愈強的平和感。在原本是腦袋饒舌的地方，那個讓我與自

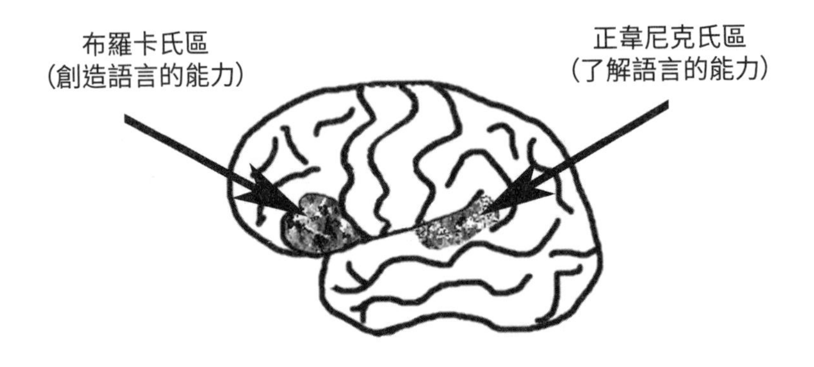

語言中心

己的生平保持聯繫的聲音所在之處，如今卻讓我覺得有一層不尋常的安寧幸福感，將自己團團圍住。幸運的是，我腦裡負責恐懼的杏仁體並沒有被這些異常狀況給驚動，而讓我陷入恐慌狀態。

隨著左腦語言中心愈來愈沉默，我對自己生平的記憶也愈來愈疏離，但一股擴散開來的優雅感，令我很是安慰。在這種缺乏更高認知以及自我生平相關細節的情況下，我的意識展翅高飛，進入全知狀態，彷彿只要願意，就可以與天地「合而為一」。這股來勢洶洶的力量，讓人覺得不如歸去，而我也很喜歡這種感覺。

到了這個時候，我已經和大部分的環境立體現實感脫節。我的身子靠在浴室牆壁撐著，以保持直立，奇怪的是，我意識到自己不再能清楚的分辨出自己身體的疆界，分辨不出我從哪裡開始，到哪裡結束。

我感覺自己是由液體組成的，而非固體。我不再感知自己是一個與其他事物分離的完整物件。相反的，現在的我，已經與周遭的空間和流體混合在一起了。

眼睜睜的看著我的認知心智，逐漸與控制並精細運作手指的能力脫離，我感覺整個軀體好沉重，精力也漸漸消失。

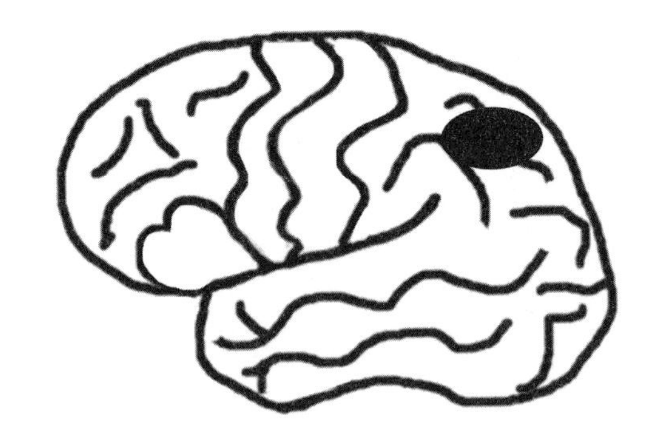

定向力聯絡區
(身體疆界、空間以及時間)

當蓮蓬頭的水滴像小子彈般打上我胸口時，我才被猛然拉回現實。

我把手舉到面前，搖動手指，感到既困惑又有趣。哇，我是個多奇怪又美妙的東西呀。我是個多古怪的生物呀。生命！我是一條生命！我是裝在這個囊袋裡的汪洋之水。此時，以這種形式，我是一個意識心智，而這個軀殼是一個交通工具，我透過它活著！我是共用一顆心的幾兆個細胞。我在此地此時盛放出生命。哇！多麼深邃的概念啊！我是細胞形式的生命，不對——我是具備靈巧雙手與認知心智的分子生命！

處在這個改變後的狀態，我的心裡不再裝滿無數細節——那些我的腦袋用來界定並處理外界生活的細節。那些小聲音，那些用來維繫我與外界關係的腦袋饒舌，安靜下來了，真是令人愉快。它們不見了之後，有關我的過去與未來夢想的記憶，也隨之煙消雲散。

我孤零零的。在那一刻，除了我那有節奏的心跳之外，我完全孤獨了。

我得承認，我那受創腦袋中愈來愈大的空洞，實在太富誘惑力了。我歡迎從喋喋不休換到沉默所帶給我的舒坦，不用再與那些現在看起來很沒意義的社交事務牽扯。

我熱切的把注意力集中到內在，集中到那幾兆個天才細胞穩定的嗡嗡聲上，它們正賣力的同步工作著，以維持我身體的恆定狀態。當血液湧入我的腦袋，我的意識放慢成為很舒緩、滿足的覺察，擁抱廣大而奇妙的內在世界。我體內眾多小細胞分分秒秒都在努力，只為了維持我這個軀體的完整存在，對此我既著迷又敬畏。

有生以來頭一遭，我覺得自己和身體真正密合，成為一個結構複雜的、活生生的生物。我很驕傲自己是源自單一分子智慧的一大團細胞的生命！我很高興有機會超越正常的知覺，遠離在我頭殼裡不停的疼痛脈動。

當意識掉進安寧祥和的狀態時，我感覺彷彿脫離塵世般。雖然我沒辦法逃離腦中的疼痛脈動，但那也沒有讓我變得衰弱。

站在那裡，讓水花拍打我的胸部，一股發麻的感覺從我胸口擴散開來，強力衝向我的喉頭。我嚇了一大跳，馬上察覺到自己情況很危急。被嚇回這個外界的現實中，我立刻重新評估身體的異常狀況。決定要了解到底是怎麼回事，我開始積極瀏覽自己受教育所累積的典藏，以便自我診斷。

我的身體怎麼了？我的腦袋有什麼毛病？

雖然正常的認知偶爾會斷線，使我失能，但我還是設法讓身體去執行任務。踏出淋浴間，我好像喝醉酒似的。我的身體搖搖晃晃，覺得很沉重，每個動作都非常的慢。

我現在要做什麼？穿衣服，穿衣服去上班。我正要穿衣服去上班。我費了好大力氣選好衣服，等到八點十五分，我已經準備好出門上班了。我在公寓裡踱步，一邊想道，好啦，我這就去上班。我要去上班。

我知道怎樣去嗎？我能開車嗎？然而，就在我想像通往麥克連醫院的道路時，突然失去了平衡，因為我的右臂整個癱軟下來，只能垂掛在身側。

就在那一刻，我知道了。天哪，我中風了！我中風了！但是接下來那一刻，我腦裡閃過另一個想法：哇，真是酷斃了。

我覺得好像停留在一片奇異幸福的恍神狀態，而且當我了解這趟深入腦袋複雜功能的意外朝聖之旅，實際上具備生理學基礎與解釋時，更是興奮莫名。我忍不住的想，哇，有幾位科學家有機會從內部去研究自己的腦袋功能和智能退化？我把一生都奉獻出來，想了解人腦如何創造出我們所認知的現實世界。現在可好，我親身經歷了最難能可貴的從內部觀察中風！

在我右臂癱瘓後，我感覺它內部的生命力爆發開來。它沒有反應的垂掛下來，緊貼著我的軀幹。這真是最奇異的感覺。我覺得我的右臂好像被斬斷了！

我知道就神經解剖學而言，我的運動皮質受到了影響。幸運的是，幾分鐘後我那原本沒有知覺的右臂，開始有一點點知覺。右臂在漸漸恢復生命力的同時，也產生一陣強大的麻痛感。當時我有受傷的虛弱感覺。右手臂完全缺乏昔日的力道，但我還是能將就著使用它。我在想，不知道這隻手臂將來有沒有可能恢復正常。

這時，我一眼看到溫暖舒服的水床，在新英格蘭地區的這個寒冷冬日裡，它似乎在向我招手。喔，我好累呀。我覺得好累呀。我只想休息。我只想躺下來放鬆一會兒。但是，在我心深處響起雷鳴般的聲音，充滿權威，清清楚楚的對我說道：你如果現在躺下去，永遠都別想再起來！

我被這不祥的啟示嚇到，總算明白自己的處境有多危險。雖然我感覺到急需向外求救，但是另一部分的我，卻很開心能處在這種沒道理的幸福感之中。

我踏過臥室的門，凝視鏡中自己的雙眼，我停了一下子，想搜索一些指引或是深刻的見解。在我痴呆狀態的智慧中，我明白，自己的身體經由那高妙的生物學設計，是一件寶貴又脆弱的禮物。我很清楚，這具軀體的功能好比一扇大門，讓造就

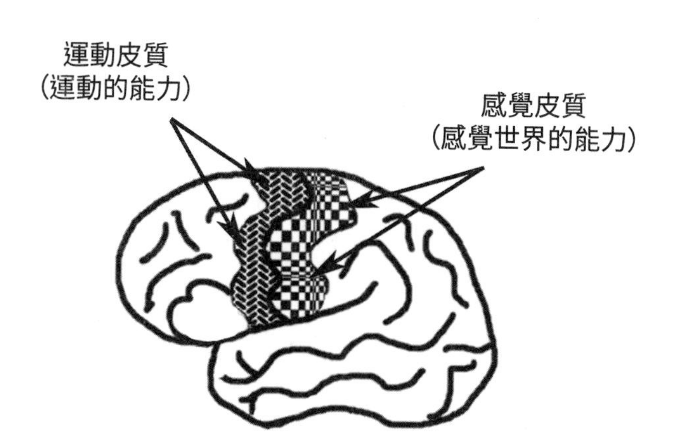

運動知覺與感官知覺

我的能量通過它，發射到外界的立體空間之中。

我身體裡這一大團細胞，給了我一個了不起的暫時的家。過去的每一個時刻裡，這顆腦袋都有辦法整合數十億兆筆數據，幫我營造出立體的知覺環境，這個環境看起來不僅天衣無縫，而且真實，同時也很安全。在這樣迷離幻想的狀態中，我對於創造出我形體的生物基質的高效率，著迷不已，同時也對這種設計的簡潔，佩服不已。

我把自己看成由多個動態系統所組成的複合混合體，一個由細胞編織成的集合體，這個集合體有辦法將外界輸入、混成一團的各種感官資訊整合起來。而且當這些系統運作得宜時，自然就會表現出一個能夠感知正常現實的意識。

我不禁好奇，我怎麼可能待在這具軀殼裡這麼多年，以這種形式活著，卻從來不曾真正的了解，我只是這裡的過客。

即使我的處境已經是這個樣子了，左腦裡的自大心智依然傲慢的認定，我雖然正經歷一場戲劇性的心智失能，但我的生命卻是無敵的。我很樂觀的相信，我一定會從這場晨間風暴裡完全康復。

對於這個干擾工作行程表的臨時小插曲，我覺得有些惱怒，只能自我解嘲道，好吧，我正在中風。沒錯，我正在中風……但是我可是個大忙人哪！這樣吧，既然我沒法命令中風不要發生，那麼我就來中風個一星期吧。我可以藉機學習一些我需要知道的東西，有關我的腦袋如何創造出我的現實知覺，然後到了下星期，我再繼續我的行程表。

現在，我要做什麼呢？求救。我得專心求救。

我對著鏡中的我懇求道，記清楚，拜託你記清楚現在的經驗！讓這場中風成為對我自己認知心智崩解的內部觀察。

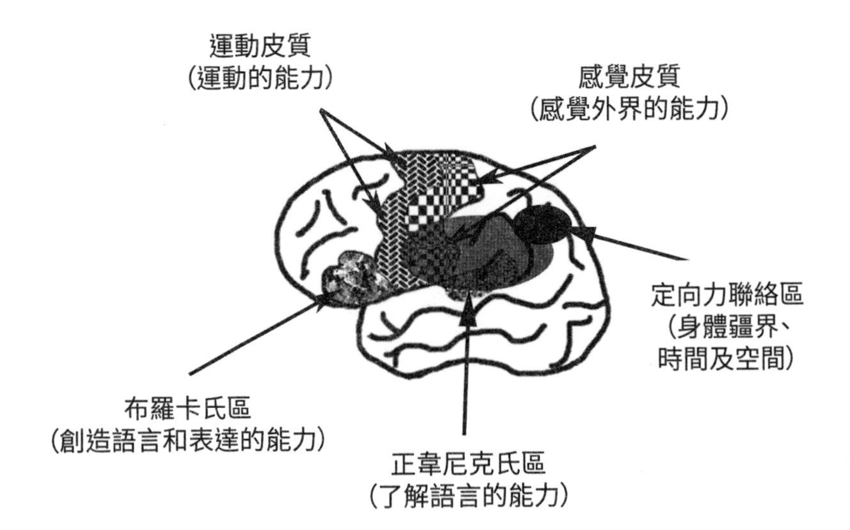

吉兒腦袋出血的範圍
(深色橢圓形區域)

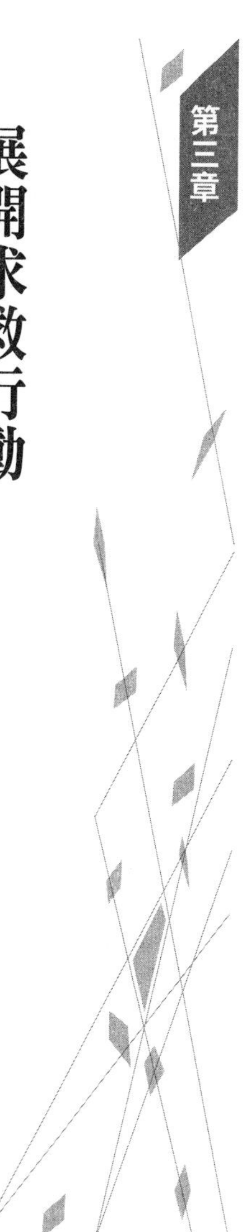

展開求救行動

當時我並不曉得自己罹患的是哪一種中風，但是我的先天動靜脈畸形在腦袋裡爆開後，噴出一大堆血在左腦裡。

當血液淹沒左腦皮質裡較高等的思考中心之後，我開始喪失較高等的認知技巧——此時此刻，這種能力剛好無比珍貴。幸運的是，我還記得，中風患者在發病後愈快送醫，愈容易康復。

但是，求救對當時的我來說，是一項高難度的任務，因為我發現自己幾乎沒辦法專心做任何事。我發覺自己在追逐一些隨意進出腦袋的散漫思緒，更可悲的是，當時我很清楚，自己的專注力沒有辦法持久到執行一個計畫。

我這一輩子，腦袋裡的兩個半球都以非常精細的方式合作無間，讓我能夠在這世界順利生存。但是現在，由於兩個半腦之間原本就有的功能差異與不對稱性，令我感覺好像和自己左腦的語言及計算技巧都脫節了。

我的那些號碼跑哪去了？我的語言呢？……腦袋饒舌出了什麼事，怎麼只剩下一片鋪天蓋地的、動人的寧靜？

少了左腦不斷指揮才能夠擁有的線性思維，我很難把認知與外界現實連結起來。不像以前，一段連續的經歷可以區分為過去、現在與未來，現在每個時刻似乎都是完全獨立的。

在缺乏語言線索的情況下，我覺得處世的智慧也沒了，於是我死命巴著介於各個時刻之間的認知。我只能再三的想著我腦袋能保住的一個訊息：我現在要做什麼？求救。我要想一個計畫來求救。我在做什麼？我必須想出一個計畫來求救。好。我必須求救。

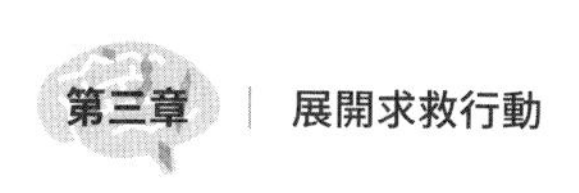

在這天早晨的中風插曲之前，我的腦袋處理資料的正常方式如下：我可以把自己看成好像坐在腦袋的中央，周圍排滿了檔案櫃。當我想找出一段思緒、一個念頭或是一段回憶時，我就遍覽檔案櫃，找出正確的抽屜。一旦翻出正確的檔案夾，我就可以取得檔案夾裡所有的資料。如果我沒有馬上就找到我要的資料，我會把腦筋往回推，重新再瀏覽一次，最後一定可以拿到正確的數據。

但在這天早上，我存取資料的方式完全走了樣。即便我的腦袋裡還是排滿了檔案櫃，但所有抽屜好像都關上了，而檔案櫃全都離我老遠，碰都碰不到。我心裡很清楚，我知道所有這些內容，知道我腦袋裡裝了好多資料。但它們跑哪去了？如果資料還在，我也拿不到了。我很好奇，以後我的線性思考是否還可能重新連上，我是否可能重拾我生命中的心像。想到那部分的我可能永遠回不來，就令我悲傷。

少了語言和線性處理的能力，讓我覺得和過去的生活頓失連繫，而缺乏認知圖像與擴張性想法，則讓我失去時間感。由於過去的記憶不再想得起來，使得我被蒙蔽了，沒辦法看到更大的圖像，我不知道我是誰，我這個生物現在正在做什麼。

全心集中在當下時刻，我那抽動的腦子好像讓老虎鉗夾住似的。在這個缺乏俗世、時間也不再短暫的地方，我那俗世的身體疆界逐漸崩解，於是我溶入了宇宙。

當出血打斷了我左腦的正常功能時，我的知覺便不再受分類與細節的拘束。當負責發號司令的左腦神經纖維關閉後，它們就不再抑制我的右腦了，而我的知覺也完全自由移動，使得我的意識成為右腦裡的寧靜的具體展現。包裹在一大片自由、變幻的感官中，我的意識中心轉移到感覺起來非常類似塞他鄉的狀態。

雖然我不是專家，但我認為佛教徒可能會說，我當時進入了他們所謂的涅槃境界。

沒有左腦來分析判斷，我完全讓這種寧靜、安全、神聖、幸福以及全知的感覺給迷住了。有一部分的我，渴望完全解放、脫離這副讓我痛得要命的軀殼。但是很幸運的，雖然誘惑從未稍歇，我內在還是存有達成求救任務的想望，而且它堅持到終於救了我的命。

我蹣跚踏進家裡的辦公區域，我把燈光調暗，因為光線猶如野火燎原般刺激著我的腦袋。我愈是努力保持專注，執行此時此地的任務，腦袋就愈是抽動得厲害。

我花了好大力氣才能保持專心，而我心裡一直反覆記誦著，我在做什麼？我在做什麼？打電話求救，我在試著打電話求救！我一直在「能夠想清楚」（我把這一瞬間稱為「清醒波」）與「完全沒有能力思考」之間徘徊。

覺得自己被逐出熟悉的生活，我一方面感覺不安，另一方面也覺得能親眼見識我認知心智的崩解，很是迷人。時間靜止了，因為坐落在左腦裡滴答滴答響的時鐘，那個幫助我發展出各思緒之間的線性的時鐘，現在也沉默下來了。

沒有內在的相對概念，沒有能幫忙指點我線性思考的互補性腦活動，我發覺自己漂浮在一堆孤立的時刻之間。「A」不再與「B」有任何關聯，「一」也不再與「二」有關。這類序列所需要的智能關聯，我的腦袋當時已經沒有辦法再執行了。

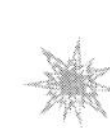

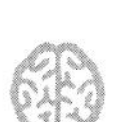

即使是最簡單的計算，在定義時，就需要辨認不同物件之間的關聯，而我的心智已經沒有能力創造各種組合了。

於是，我再度迷迷糊糊的呆坐著，等待下一次偶發的思緒，也就是下一個清醒波的到來。我一邊等待最終能出現一個想法，把我和某件客觀事實連結起來，一邊在心裡反覆默誦，我現在要做什麼？

為什麼我不直接打一一九？我頭殼裡的腦出血，直接命中理解數字的左腦。掌管一一九密碼的神經元，當時正在一片汪洋血海裡游泳，而那項概念對我來說也不存在了。

為什麼我不趕緊下樓去向房東太太求助？她當時請產假待在家裡，而她一定會願意開車載我去醫院。但還是一樣，她的檔案，一個與我生命相關的大圖像中的細節，當時也不存在了。

為什麼我不走上街頭，向經過的陌生人求助？這麼說吧，那個念頭壓根兒就沒出現過。在這個失能的狀態下，我唯一的選擇，就是我拚死命想要記得的——如何打電話求救！

我只能呆坐枯等，耐心的坐在電話旁邊，靜靜等待。所以我就那樣坐著，一個人在家，與這些來去匆匆、捉摸不定的思緒相伴，它們在我腦海裡肆意進出，幾乎像在逗弄我似的。

我坐在那兒等待下一個清醒波降臨，好讓我把兩個思緒連結在一起，給我一個機會去形成想法，給我一個機會去執行計畫。我坐在那裡默念著，我在做什麼？打電話求救。打電話求救。我要試著打電話求救。

一心巴望我可以有意識的激發出另一個清醒波，我把書桌上的電話擺在面前，瞪著它的按鍵。我試著搜尋能否記起一些電話號碼，逼迫那漫不經心的腦袋專心注意，然而卻覺得它既空洞又疼痛。不停抽動，不停抽動，不停的抽動。天哪，我的頭真痛。

突然之間，靈光一閃，有一組數字閃過我的心靈之眼。那是我媽媽的電話號碼。太好了，我記得了！真是太妙了，我不僅記得一組號碼，而且還知道是誰的號碼！

而且更棒的是，雖然也很不幸，我即使在這樣的危急狀態下，竟然還明白我媽媽住在千里之外，此時打電話給她並不適當。我自忖道，不行，我不能打給媽媽，告訴她我中風了！這太可怕了，她會嚇壞！我得想出一個計畫。

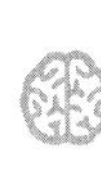
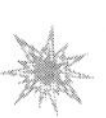
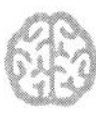

在某一個清醒時刻，我知道我如果打電話到辦公室，哈佛腦庫的同事應該會幫我求援。如果我能記得辦公室的號碼就好了。而且多諷刺呀，之前兩年我還在那裡對著全國各地觀眾高唱腦庫歌呢，歌詞包括：「請撥一—八〇〇—腦庫，更多資訊等著您」。

但在這天早晨，各組記憶都觸摸不到的情況下，關於我是誰，以及我現在想要做什麼，我只保有模模糊糊的印象。我端坐在書桌前，雖然困在一團詭異的心智迷霧中，我還是繼續哄勸我的腦袋，不斷的想著：辦公室號碼是什麼？我在哪裡工作？腦庫。我在腦庫工作。腦庫的電話號碼是什麼？我現在在做什麼？我在打電話求救。我要打電話到辦公室。很好，辦公室的電話號碼是什麼？

我對外界的正常知覺，是靠著左右半腦不停交換資訊才成功建立起來的。由於大腦皮質偏側化的關係，我的兩個半腦都各自有一些稍微不同的特化功能，兩者相加，我的腦袋就可以製造出對外界的真實知覺。

雖然我小時候非常聰明，學習潛力極強，我的左右半腦從來就沒有天生能力均等過。我的右腦在了解想法與概念的大圖像方面，表現優異，但我的左腦必須非常賣命工作，才能記住一些隨機的事實與細節。

結果，我變成那種極少把電話號碼當成一組隨機數字序列來認知的人。相反的，我的腦袋會自動創造出某種圖案，通常都是視覺圖案，讓我把數字序列與這種圖案連結在一起。所以就電話號碼來說，我通常記得的是它在按鍵上的撥號順序圖案。私底下我經常好奇，我如果活在仍使用撥盤式電話的世界裡，要如何生存下去，因為那種圖解方式對我會是一大挑戰！

小時候，我一向對事物之間的直覺關聯比較有興趣（右腦），勝過它們在分類上有何差別（左腦）。我的頭腦偏好以圖像來思考（右腦），而非用語言來思考（左腦）。直到我念研究所，迷上解剖學之後，我的腦袋才開始擅長細節的記憶與檢索。經過童年期藉由感官、視覺以及圖案關聯策略，所進行的資訊處理流程後，我的知識錦繡圖全都緊密的互連在一起了。

當然，這種學習方式的缺點在於，只有在神經網路裡所有零件都能運作，而且互動正常的情況下，才能奏效。這天早晨，我坐在那兒沉思辦公室的電話號碼，我記得我的辦公室號碼的圖案有些不尋常之處。好像是我的號碼末尾是1-0，剛好和我老闆的號碼相反，她的是0-1，而我同事的號碼則介於中間。

但是由於我的左腦當時正淹沒在一池血水中，我沒辦法取得腦裡所詢問的東西，而數學的線性更是令我困惑。我不斷的想，什麼東西介於01與10之間？最後我決定看一下電話按鍵板可能有幫助。

坐在書桌前，我把電話擺在正前方，然後很有耐心的等了一下子，等待下一個清醒波。我又再次默唸道，辦公室的號碼是什麼？辦公室號碼是什麼？在握著電話好幾分鐘都一無所得之後，突然間，有一列四個數字出現在腦海中……2405！2405！我一次又一次的對著自己重複道……2405！

為了不要忘記這組數字，我拿起一枝筆，以我不慣用的左手，飛快寫下我腦裡所看見的影像。「2」不再是一個「2」，而是一個看起來像「2」的扭曲線條。幸好電話按鍵板上的「2」看起來就像我心靈之眼裡的「2」，所以我就畫了一堆線條，代表我所看見的……2405。

然而不知怎的，我了解這只是部分的號碼，剩下的是什麼呢？前面還有東西，有一個字頭。我又再度開始默唸，字頭是什麼？辦公室電話的字頭是什麼？

面對這個困境，我突然想到，我們在辦公室只需要撥打分機號碼，不全然是件好事。由於平常用得少，在我腦袋裡，字頭的識別圖案並沒有和其他分機圖案裝進同一個檔案夾中。所以我又繼續尋找資訊的任務，這次我問道，字頭是什麼？辦公室的電話字頭是什麼？

我這一輩子所接觸的電話號碼，字頭都是很小的數字：像是232、234、332、335之類的。但是任何閃過腦海的可能性，我都不放過，這時855這個號碼如同一個影像閃現出來。起初我認為這是我聽過最怪的一個字頭，因為數字太大了。但是到了這個節骨眼，任何東西都值得一試。

在等待下一個清醒波的當兒，我把面前的辦公桌清理了一下。因為現在的時間才九點十五分，我只遲到了十五分鐘，沒有人會真的想到我。我費力的繼續進行心裡的計畫。

我覺得好累呀。坐在那裡乾等，我覺得自己好脆弱，整個人似乎已支離破碎。雖說我一直覺得被天人合一的感覺緊緊包圍著，令我分神，但我還是拚命的要執行我的求救計畫。在我心底，我不斷重複演練我需要做的事項，以及我應該說的話。

但是要把心思保持在當時我正在嘗試的事情上，卻猶如奮力抓緊一條滑溜溜的魚兒般吃力。任務一，保住心裡的想法；任務二，要把內在的知覺做成外在的動作。我要專心，我要抓緊魚兒，我要抓緊這項理解：這是一具電話。要抓緊，抓緊下一個有功能的清醒時刻！我不斷在心裡演練：**我是吉兒。我需要援助！我是吉兒。我需要援助！**

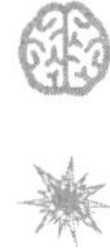
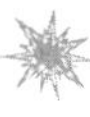
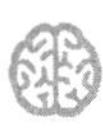

想出我是誰、以及如何打電話求救這個過程，已經花了我四十五分鐘。

在下一個清醒波時段，我藉由比對鍵板與我手寫的歪曲線條，打了那個號碼。太幸運了，我的同事兼好友史帝芬．文生（Stephen Vincent）博士剛好坐在辦公桌前。當他拿起聽筒，我可以聽出是他在說話，但是我卻無法了解他的話。我不禁想，**老天爺，他的聲音聽起來好像一隻黃金獵犬！**

我明白我的左腦嚴重走樣，所以沒辦法了解語言。不過，能和任何人取得連繫，都令我大大的鬆了一口氣，於是我脫口就說：「我是吉兒，我需要援助！」嗯，至少那是我心裡想要說的台詞。

但是真正從我嘴裡跑出來的聲音，更接近咕嚕和呻吟聲，好在史帝芬認得我的聲音。他顯然察覺到我有麻煩了。（很顯然，這些年來在辦公室走廊大呼小叫的結果，連我的咯咯叫聲都能被人認出來！）

然而，當我發覺自己沒有辦法清楚的說話時，我非常震驚。即使我能在心底清楚的說出，我是吉兒，我需要援助！我喉嚨發出的聲音，卻不能吻合我腦裡的字句。發現自己左腦失能的情況超過原先所想的，我覺得很不安。

我的左腦雖然沒有辦法解釋史帝芬的話，我的右腦卻能將他說話的輕柔語調，解釋為他會來救我。

最後，在那一刻，我終於能放鬆了。我不需要了解他說話的詳細內容。我知道我已經做了所有我能做的，做了所有他人可能期待我自救的事。

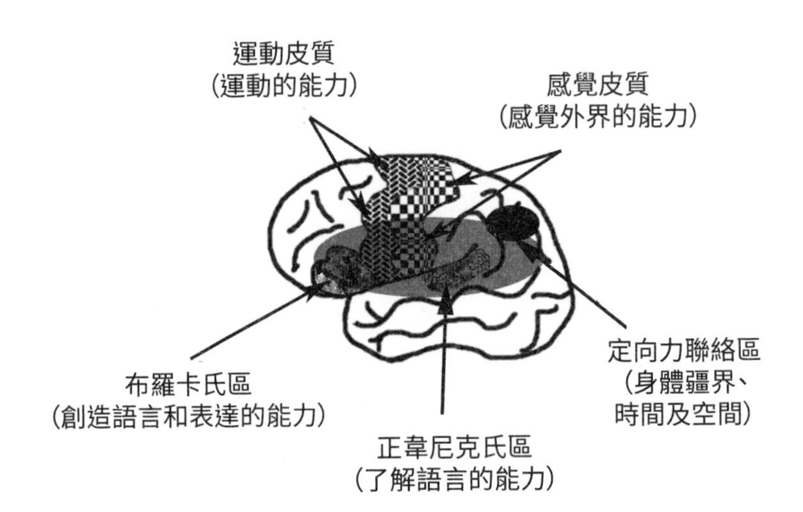

吉兒腦袋出血的範圍擴大了
(深色橢圓形區域)

第四章

靜下來，堅持下去

當我安坐在沉寂的腦海裡，很滿意史帝芬將會來救我時，我鬆了一口氣，因為我設法求救的計畫終於成功了。

我那癱瘓的右臂恢復了一部分，雖然很痛，我覺得它有希望完全康復。然而即使在這樣混亂的狀態下，我心底還是覺得有一件事非做不可，那就是和我的醫生連絡。很顯然我一定需要急救，而醫療費用可能很昂貴，最可悲的是，即使在這樣心智脫軌的狀態，我還是知道應該要擔心，要是我跑錯了醫學中心，我的健康保險給付恐怕不足以支付帳單。

仍然坐在書桌前的我，伸出健康的左臂去拿那疊厚達三英寸的名片，那是我最近幾年收集來的。我只看過我現在的醫生一次，差不多在六個月前，但是我記得她的名字像是愛爾蘭人，好像有一個「聖」（St.）字，於是我開始搜尋。

在我心靈之眼裡，我還清楚記得醫生的名片上方正中央，有一個哈佛大學的盾形徽章。很高興我能夠記得那張名片的模樣，我自忖，很好，這太好了；我只需要把那張名片找出來，打一通電話就可以了。

令我驚駭的是，當我注視名片上方時，發覺雖然我心裡對自己要找的圖案保有清晰的影像，但是我卻沒有辦法區別眼前名片上的任何資訊。我的腦袋已經認不出什麼是字、什麼是符號，甚至連什麼是背景都認不出來。

相反的，眼前的名片看起來好像一堆像素組成的抽象錦繡畫。整張圖上只有一堆像素。構成文字符號的小點，與構成背景的小點，平順的交織在一起。區分顏色以及邊緣的能力，已經不存在我的腦袋裡了。

氣餒的我，發覺自己與外界互動的能力受損程度，遠超過我以前所能想像。我掌握正常現實的能力已經逐一剝落。我過去靠視覺區分不同物件所得到的心智線索，我現在已經察覺不到了。除了無法辨識自己的身體疆界，也沒有內在時鐘之外，我還感覺自己是液態的。加上我失去了長期記憶與短期記憶，使得外面這個世界對我而言，不再安全，也沒有踏實的感覺。

坐在我那一片死寂的心靈中央，握著一疊名片，試著去記得我是誰？我在幹什麼？真是一樁令人畏懼的任務。

在搜尋自己與外界的任何連繫時，我失去了急迫的感覺。然而驚人的是，我的額葉還在奮力的繼續進行那樁任務，而我，也還在歡迎那偶爾出現的清醒波，它們會透過痛楚將我逼回現實的世界。在這些清醒的時刻，我能夠看見，我能夠辨識，我能夠記得自己在做什麼，而且我還能區分不同的輸入刺激。

所以我確實的繼續進行。這張名片不對，這張名片不對，這張名片不對。我花了三十五分鐘，篩選過厚達一英寸的名片後，終於認出哈佛的盾形徽章。

然而到了這個時候，電話這個東西對我來說，已經變成了頂有趣、但也頂怪異的玩意兒。我覺得完全無法理解要怎麼去使用它。但不知怎的，我還是了解，在我的空間裡的這個「東西」，將會透過一條線，讓我與一個完全不同的空間接觸。在這條線的另一端，會有一個人跟我說話，而且她會理解我。

哇，難以想像！

我擔心自己會失掉專注力，錯把醫生的名片和其他名片混淆，因此我把面前的桌面清理乾淨，然後把她的名片擺在眼前。我拿起電話，讓鍵盤放在名片隔壁。由於我的腦部還在持續崩解中，現在連電話的數字鍵盤看起來都怪怪的了。

我坐在那裡，心神在我那不聽話的左腦中進進出出，我仍然保持冷靜。每隔一陣子，我就能夠在電話鍵盤的數字線條中，找出與名片數字線條相吻合的。為了要追蹤已經按過的數字，每當我用已經變得很笨拙的右手食指，按下電話上的一個數

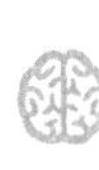
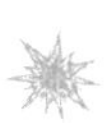
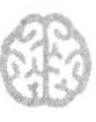

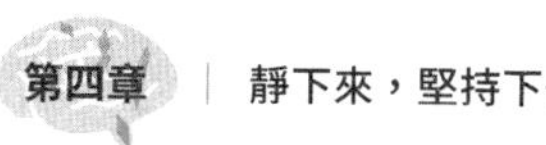

字鍵，就馬上用左手食指遮住名片上的那個數字。

我必須這樣做，因為我沒辦法記得上一刻才按過哪些數字。我反覆採用這種策略，直到打完所有的號碼，然後就把聽筒放在耳邊。

這時，我覺得疲憊又困惑，害怕自己會忘記正在做的事，於是我在心裡繼續默唸，我是吉兒。我中風了。我是吉兒。我中風了。但是當有人接起電話，我試著開口時，我驚恐的發現，雖然我心裡可以聽到自己清楚的說話聲，但是卻沒有聲音從我的喉嚨發出。甚至連先前的咕嚕聲都發不出來了。

我嚇壞了。我的天哪！我沒辦法說話，我沒辦法說話！而且一直到我試著要大聲說話的這一刻，我才曉得我沒辦法說話了。我的聲帶不聽指揮，完全發不出聲音。

我盡力把空氣擠出胸腔，然後深呼吸，就好像在抽打幫浦，一次又一次的，試著發出一點聲音，任何聲音都可以。明白自己的處境後，我想，他們會以為這是惡作劇電話！不要掛電話！拜託，不要掛！

不過我還是像不斷抽打幫浦般，反覆的吸氣呼氣，強迫胸腔和喉嚨發出振動，最後我終於發出「啊，啊，啊，吉吉吉兒兒兒兒」的聲音。電話馬上就轉接到我醫生的桌上，而奇妙的是，當時剛好是她在辦公室處理業務的時段！天生極富耐性的她，坐在那裡聽我試著發音說出：「我是吉兒。我中風了。」

好不容易，醫生終於弄懂我的意思，知道了我是誰以及我想問什麼。她指示我：「去奧本山醫院。」但是，雖然我可以聽到她說的字，我卻沒法了解她的意思。氣餒的我，不禁想到，要是她能講慢一點、講清楚一點就好了，或許我還跟得上，或許我還能聽得懂。

抱著一絲希望，我口齒不清的懇求道：「再說一次？」

她語帶關切，緩緩重複她的指示：「去奧本山醫院。」

然而還是一樣，我聽不懂。醫生很有耐心，加上對我明顯的神經崩解病情感到同情，她又重複了一次。一而再的，我還是沒法抓住聲音所代表的意義，沒法弄懂她在說什麼。

我覺得非常氣餒，竟然沒辦法了解她那句簡單的話，我再度抽打我的聲帶幫浦，勉強表達出，救援已經上路了，待會兒再打給她。

到了這個時候，不用是腦神經專家，也能明白我的腦袋是怎麼了。

腦出血進入我大腦皮質的時間愈久，組織受損的情況就愈嚴重，而我的認知能力也會愈差。雖然我的動靜脈畸形最早是在大腦皮質後方靠中央的位置爆開，但是到了這個時候，左前腦的額葉細胞——負責製造語言的能力，也已經受損了。

可以預料到，當血流干擾到我的兩個語言中心（前方的布羅卡氏區與後方的韋尼克氏區，見第34頁）之間的訊息交流時，我不但無法再製造或表達語言，也無法再了解語言了。不過，這時我最擔心的是位在我腦幹橋腦裡的幾個中心，包括我的吸氣中樞，可能會有危險。

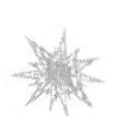

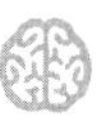

覺得既挫敗又疲倦，我掛上電話。站起身，我在頭上包了條圍巾，遮住源源不斷刺入眼睛的光線。腦裡浮現出前門門鎖的樣子，我慢慢拖著身子，用臀部一階一階的滑下通往門口的幾個階梯。等待救援的期間，我不再覺得非得做些什麼事，於是我又爬回階梯上的客廳，縮在長沙發上，安撫自己憂慮的心。

我覺得喪氣又孤單，不斷抽痛的頭讓我很不舒服，當我承認自己與生命的連結正在衰退時，我開始和我的傷勢懇談。

隨著時間一刻一刻的逝去，我覺得我與這個身軀的連繫變得更孱弱了。我察覺到我的能量正逐漸從這脆弱的容器中流失，我的手指頭和腳趾頭的末端沒有反應了。我彷彿聽見，我的身體機器辛苦的轉動著齒輪，讓我全身細胞很有系統的製造我的生命，而我擔心我的認知心智變得如此失能，如此與正常功能脫節，我恐怕會永遠失能。

有生以來第一次，我體認到自己不是無敵的。不像電腦可以先關機、然後重新啟動，生命的豐盛，不只取決於細胞的健康，也取決於我的腦袋靠電流傳送指令與溝通的完整能力。

我被這個可怕的處境嚇到，一想到我的細胞基質即將死亡與崩潰，我不禁為我生命的失落哀悼起來。儘管我右腦裡有著排山倒海的幸福感，我還是拚死命的抓住左腦裡殘存的一丁點意識連結。

到了此刻，我完全清楚自己不再是一個正常人了。

我的優勢左腦慣於進行分析，但現在我的意識裡不再存有它原本具有的區別事物的功能。少了那些思想禁制，我已經越過了對於自己是獨立個體的認知。沒有左腦來幫忙我，辨認自己是一個由許多互相依賴的系統所構成的複雜生物，或是把我定義為一群片段功能的集合體，我的意識大膽自由的跑進我那神聖右腦的寧靜平和之中。

當我坐在一片寂靜之中，沉思我的新知覺時，我很好奇，在能力永遠喪失之前，我還可以失能到什麼程度。我開始思考，我可以喪失多少個神經迴路，可以和多少種高級認知能力脫節，之後還有希望回復正常功能。我這輩子從未如此接近死亡邊緣，或是幾乎變成植物人！

我把頭埋進手裡，哭了起來。我流著眼淚，一邊握緊拳頭，一邊祈禱。我祈求得到心靈平靜。我祈求心靈平靜，同時我還祈求，天上的神啊，求求你，不要讓我死去。我的心默默懇求道，堅持下去。靜下來。靜下來。堅持下去。

我在客廳裡坐了好像有一輩子那麼久。

終於看到史帝芬出現在門口，我們沒有交談。我把醫生的名片遞給他，他馬上就打電話過去請教。很快的，他便護送我下樓出門。他很溫柔的帶我上車，幫我繫上安全帶，然後才坐上駕駛座。他拿了條圍巾包在我頭上，替我遮光。他說話很輕柔，還拍拍我的膝蓋鼓勵我，然後就開往奧本山醫院。

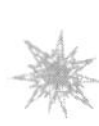

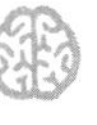

抵達醫院時，我還有意識，但顯然已經神志不清。他們讓我坐上輪椅，然後帶我們進到候診室。史帝芬顯然很不高興，覺得他們對我的嚴重病情太過冷漠，但他還是遵照指示幫我填單子，協助我簽名。

在等待診療期間，我覺得能量一點一滴的從身體流失，我像一個洩了氣的汽球般，癱瘓在自己的腿上，進入半意識狀態。這回，史帝芬堅持我必須馬上接受診療！

我被帶去做腦部電腦斷層掃瞄。他們把我抬下輪椅，放在電腦斷層推床上。儘管腦袋裡跳動的痛楚和機器的馬達嗡嗡聲互相應和著，在我得知我先前的自我診斷沒錯時，我還有足夠的意識來小小得意一番。

我經歷的是一種罕見的中風。我的左腦有一處大出血。雖然我不記得了，但我的醫療紀錄顯示，他們幫我打了一針類固醇，以減緩發炎。

接下來，我馬上被轉診到麻州總醫院。我的推床給抬到救護車裡，準備駛過波士頓市區。我還記得有一名好心的護理人員押車送我。他充滿同情心的幫我覆上毛毯，還在我臉上蓋了件夾克，以護住我的眼睛。他輕拍我的背，這個動作令人安心，他溫柔的慈悲，更是無價。

我終於不必擔心了。我像胎兒般捲縮著身子，躺在那裡等待著。

我明白，那天早晨，我親眼見識到我那複雜神經迴路的逐步崩潰。我一向慶幸，我的生命是我的DNA的神奇實體展現，而且我是從一個多麼豐富多彩的基因庫裡孵育出來的呀！三十七年來，我一直很幸運擁有一套複雜的電子生化系統。

而且，和許多人一樣，我希望臨死前保持清醒，我想見識那非凡的臨終變化。

就在一九九六年十二月十日快到中午時，我的分子團所擁有的電子生命力黯淡下來，我的認知心智屈服了，不再和命令我身體的生理機制連結。帶著一顆沉寂的腦和一顆平靜的心，我牢牢的困在一個神聖的繭裡，覺得體內巨大的能量升起。我的身體癱軟下來，但我的意識卻升高為一種緩慢的振動。

我清楚的了解，自己已不再是這個生命的總指揮。在缺乏視覺、聽覺、觸覺、嗅覺、味覺以及恐懼的情況下，我覺得我的靈魂不再與這個軀體相結合，而我也終於從痛苦中解放出來。

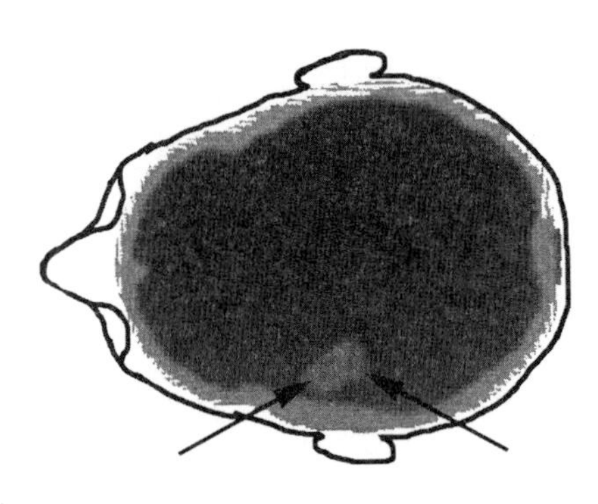

（出血的位置在吉兒的左腦半球）

吉兒中風那天早晨的
腦部電腦斷層影像

第五章

回歸混沌的嬰兒狀態

一抵達麻州總醫院的急診室，我就陷入能量漩渦之中，那只能形容成像是亂哄哄的蜂窩。我癱軟的身體感覺既沉重又虛弱，它的能量都耗乾了——好像慢慢洩光了氣的汽球。醫護人員蜂擁在我的推床邊，刺眼的光線和嘈雜的聲音猶如暴民般敲打著我的腦袋，強索超過我能付出的注意力來滿足他們。

「回答這個問題，捏一捏那個，在這裡簽名！」他們要我維持半意識狀態，而我則暗想，多荒謬呀！你們難道看不出來我有毛病嗎？你們這些人是怎麼回事？慢一點！我聽不懂！耐心一點！不要亂動！痛死了！怎麼亂成這樣？他們愈是不屈不撓的要把我拉出來，我就愈是渴望向內探求個人的生命源頭。

我覺得被他們的觸摸、戳弄以及刺探給團團包圍了，我扭動身子來回應，好像被灑了鹽的蛞蝓般。我想尖叫，不要煩我！但是我發不出聲音。他們沒辦法聽見，因為他們沒有讀心術。我急於逃避他們的操控，像受傷的動物般昏了過去。

那天下午，我第一次醒過來，萬分驚訝的發覺自己竟然還活著。（衷心感激醫療專業人員讓我的身體情況穩定下來，給我另一個生存下來的機會——雖說當時沒有人敢說我是否能康復，以及能康復到什麼程度。）

我身上套著病人特有的袍子，在一間小病房裡休息。床頭稍微調高，另外還有一個枕頭把我那疼痛的頭給墊高一些。少了平常慣有的充沛精力，我的身體像鐵塊般沉甸甸的陷進病床，連動一動的能力都沒有。我甚至沒法判斷自己的身體當時是什麼姿勢，以及它的末端在哪裡。沒有慣常的身體疆界感，我覺得自己和廣大的宇宙是一體的。

我的頭還在抽動，伴隨著雷霆般強烈敲擊的痛楚，同時還有一道白色閃電風暴劇烈侵襲我的眼皮內面。任何輕微變換姿勢的嘗試，都需要動用超過我體內所僅存的能量。單單吸一口氣，就足夠讓我痛到肋骨裡，而源源湧入雙眼的光線，更是像烈火般灼燒著我的腦袋。沒有辦法說話的我，只有把臉埋在被單裡，來拜託燈光變暗些。

除了我那充滿韻律的心跳聲，我什麼都聽不見，而我的心跳聲又奇大無比，不但我的骨頭振得發痛，連肌肉都痛得打結。我那原本敏銳的科學頭腦，已經不再能幫周遭立體空間裡的資訊做記錄、找關聯、詳細述說以及分類了。

我好想哭，就像患了疝氣的新生兒，突然掉進一個充滿混亂刺激的世界般。由於我的腦袋已經被剝奪了記憶先前生活細節的能力，對我來說，很顯然，我現在就像是一個嬰兒——錯生在一名成年女性軀體內的嬰兒。

躺在急診室病房裡，我能感覺到在我左肩上方，有兩名熟悉的同事正在察看貼在掛壁式燈箱上的電腦斷層掃瞄照片。那張照片是我的腦袋的連續切面，雖然我沒有辦法聽懂他們輕聲交談的字句是什麼意思，但是從他們的肢體語言可以看得出來，情況非常嚴重。

你不需要是神經解剖學博士，也能看出位在腦部掃瞄照片正中央的大白洞是不正常的！我的左腦正浸泡在一池血水裡，而我整個腦袋都因為這個傷勢而腫脹起來。

我默默的祈禱、省思，我不應該還待在這兒的！我不玩了！我沒有力氣了，而且我的精神也渙散了。這樣是不對的。我再也不屬於這裡了！天上的神啊，我默想道，我現在可是與天地合一了。我已經融入了永恆之流，不再能返回這個生命層次——然而我卻還困在這裡。這個有機容器的脆弱心智已經關閉了，不再能做為智慧的居所！我不再屬於這裡！

不再與自身以外的人事物有感情上的連結後，我的精神可以自由自在的搭上極樂之河。讓我出去！我心裡抱怨著，我不玩了！我不玩了！我想逃出這具肉體容器，它不斷發射出混亂與痛苦。

在那些短暫時刻，我覺得非常沮喪：自己竟然活下來了。

我感覺身體很冷、很重，而且很疼痛。由於我的腦袋和身體之間的訊號太過微弱，我連自己的身體形狀都認不出來。我覺得自己好像是電流做成的，是繞著一團有機物悶燒的能量幽靈。

我變成了一堆廢物，一堆廚餘，但是我仍然保有意識。然而，這個意識和我以前所熟知的意識不同，因為我的左腦過去裝滿了如何解釋外界的細節。原本那些細節都給組織起來，並以神經迴路的方式根植在我的腦袋裡。現在，少了那些迴路，我覺得既笨拙又缺乏生命力。我的意識已經變了。

我人還在這裡——我還是我，但是已經沒有以往生命裡所熟悉的豐富感情與認知關聯。所以，我真的還是我嗎？我怎麼還可能是吉兒．泰勒，如果我已經不再能分享她的生平經歷、思想以及情感歸屬？

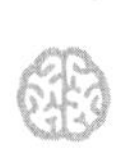
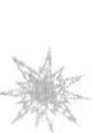
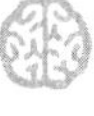

在我的回憶中，第一天中風的日子甘苦參半。

少了左腦定向力聯絡區的正常功能，我對自我身體疆界的認知不再只限於皮膚所接觸到的空氣。我自覺彷彿是從魔瓶裡放出來的精靈。我的精神能量似乎在流動，有如一頭大鯨魚泅過無聲的幸福之海。

這感覺比起以肉身存在這個世界上所可能經歷的最大快樂，還要美好得多，沒有肉體疆界，真是最輝煌的祝福之一。當我的意識逗留在一道甜美平靜的流體之中，在我看來，很顯然，我再也不可能將我那廣闊無垠的靈魂，重新塞回這個渺小的細胞基質中。

每次被哄轉回來與殘缺不全的外界互動，都會引發我的強烈哀傷與疲累感，相較之下，遁逃進極樂世界真是太美妙了。我活在遙遠的某處，遠離正常的資訊處理流程，很顯然，從小長大成人的那個「我」，並沒能在這場神經風暴中存活下來。

當時我就知道吉兒．泰勒那天早晨已經死了，但如果是那樣的話，是誰*剩下來*（left）？又或者我該問，在我左腦損毀後，是誰正*在這裡*（right）？

當語言中心不再一直告訴我說：「我是吉兒．泰勒。我是神經解剖學家。我的地址和電話如下……」我覺得就沒有義務再扮演她了。這樣的認知變化確實很怪異，但是少了她的情感迴路來提醒我她的好惡，或是少了她的自我中心來提醒我她的關鍵判斷，我的想法也不再像她了。

從一個比較實際的角度來看，就她的生理損傷程度而言，我甚至已經不可能再重新扮演她了！在我心裡，在我的新觀點裡，吉兒．泰勒博士已經在那天早晨死亡，不存在了。既然我不清楚她的生平——她的人際關係、她的成功與失誤，我也沒有義務再被她的決策或是自我設限所綑綁。

對我的左腦意識（以及從前的我）之死，我雖然感到非常哀慟，但在同時，卻也大大鬆了一口氣。

那個吉兒．泰勒博士的成長過程有很多憤怒，以及一輩子的情感包袱，想必都得耗掉她不少力氣來背負。她非常熱中她的工作和主張，她極為投入多采多姿的生活型態。儘管她有可愛、甚至可敬的個性，但是現在的我都沒有繼承到，也沒有繼承到她的原始敵意。

我完全忘了哥哥，以及他生病的事。我忘了爸媽，以及他們曾離婚。我也忘了自己的工作，以及所有曾經帶給我壓力的事——少了這些記憶，我感覺既輕鬆又自在。我花了一輩子，三十七年的時間，以快速的步調全神貫注的「做呀做呀做」許多事情。

但是在這個特別的日子，我學到了只是單純「活著」的意義。

當我失去左腦和語言中心時，我也同時失去了內在的時鐘，那個時鐘將我所有的時刻分割成連續的瞬間。我的時刻不再被貿然斬斷，相反的，它們變得沒有盡頭，而我也覺得任何事都不用急。

我從左腦的行動意識，轉換到右腦的存活意識，就像在海灘散步，或是陶醉在大自然美景中。我從自覺渺小疏離，蛻變為自覺廣大無垠。我不再用語言來思考，而是只看當下正在進行的新圖像。我沒有辦法深思過去或未來的事，因為那些細胞辦不到。我只能感知此時與此地，而這種感覺甚是美妙。

當我不再把自己看成與周遭物件分離的單獨、固態、具有邊界的實體，我的整個自我認知也都跟著改變了。我知道就最基礎的層次而言，我是一種流體。當然我是流體！所有我們身邊的、與我們有關的、在我們中間的、在我們內部的、以及介於我們之間的事物，都是由不停振動的原子和分子所組成的。

雖說我們的語言中心裡有一個自我中心，喜歡把我們本身界定為獨立的固體，大部分人還是曉得，我們是由數兆個細胞和數加侖的水所組成的，而且講到底，我們全都存在於不斷變動的活動狀態。

我的左腦被訓練成把自己看成一個固體，和其他實體是分離的狀態。但是現在，自從逃出那個有限的迴路，我的右腦快樂的搭上了永恆之流。我不再疏離與孤單。我的靈魂和宇宙一樣寬廣，在無垠的大海裡快活嬉戲。

對很多人來說，如果我們把自己想成靈魂有如宇宙般寬廣的流體，與所有能量流相連，通常會讓我們感覺不安。但是在缺乏左腦的判斷來告訴我說我是固體，我的自我認知便回到這個天然的流體狀態。很明顯，我們每個人都是數以兆計個粒子的軟振動。我們是裝滿液體的皮囊，存在一個液態的世界裡，而這個世界裡的所有東西都是動態的。

不同的實體由不同密度的分子所組成，但是講到底，所有的像素都是由跳著細緻舞蹈的電子、質子和中子所構成。每一個像素，包括你我體內的每個小點，以及看似在空間中的每個像素，都是原子物質和能量。我的眼睛沒辦法再把事物看成彼此獨立的個體。相反的，所有事物的能量好像都混合在一起了。我的視覺處理流程不再正常。（我把這種奇特的認知，比擬為印象派畫家的點描作品。）

我的意識清醒，但我認知自己處在一道流體中。在我的視覺世界裡，所有事物都混合在一起，而且每個像素都正發射著能量，使得我們全都一齊流動，有如一體。對我來說，沒有辦法分辨物體之間的物質疆界，因為所有的東西都發射出類似的能量。這大概有點類似人們把眼鏡摘下，然後再點一些眼藥水之後所見到的情景——物體的邊緣都模糊了。

在這種心理狀態下，我無法感知三維空間。我看不出物品是在近處或是遠處。要是有某個人站在病房門口，我沒有辦法看出那裡站著一個人，除非這人開始移動。需要有動作，我才能知道應該特別留意哪些特定的分子區域。此外，顏色在我的腦袋裡也不再登錄為顏色了。我就是沒有辦法辨識顏色。

在這天早晨之前，也就是我自覺是一個固體的時候，我擁有體驗失落的能力——不論是因為死亡或受傷所導致的生理上的失落，或是因為傷心而導致的情感上的失落。但是在這個變動後的認知裡，我再也不可能感知到生理或情感上的失落，因為我沒有能力體驗「分離」或是「個體性」。即便我正苦於神經上的傷痛，我整個人還是充滿了一股難以忘懷的和平感，而我覺得很平靜。

雖說我很高興能感覺自己與萬物合一，但是意識到自己不再是個正常人，依然令我害怕。當我帶著「每個人都是全體中的局部」以及「每個人內在的生命力能量都含有宇宙的力量」這種更高層次的認知時，我怎麼可能只以人類當中的一份子而存在？當我能夠毫無懼怕的在世間行走，我又如何能適應這個社會？不管從誰的標準來看，我都不再是個正常人了。我成為病徵獨一無二的嚴重精神病患。

而我得說，承認我們對外界的認知以及我們與外界的關係，其實是我們的神經迴路的產物，對我來說，是解脫也是挑戰。過去這些年來，我其實只是一個我自己想像出來的虛構人物！

當我左腦裡的計時器關閉後，我生命裡的天然時間節拍變得有如蝸牛般緩慢。

當我的時間認知改變後，我和圍繞在我身邊的忙碌蜂窩脫了節。我的意識滑進了扭曲的時間裡，使我無法進行溝通，無法以慣常的、可以接受的速度來交談。

我如今存在於諸多世界中的世界。我不再能與自身以外的人產生關聯，但是我的生命卻仍未完結。我不僅對身邊這些人來說是個怪物，在我心裡，我對自己來說也是個怪物。

我覺得移動身體的能力變得遙不可及，因此我真心相信，我不可能再讓這團細胞恢復功能。雖然我不能走路、不能說話、聽不懂別人的話、不會讀或寫，甚至連翻個身都辦不到，但我仍然覺得自己沒事，這不是很有趣嗎？

現在已經關機的左腦心智，不再能壓抑我與生俱來的意識：我，就是生命不可思議的力量。我知道我現在和從前不一樣了——但我的右腦心智從來不曾指出我「不如」以前。我只是一道光芒，把生命放射進世界而已。不論我有沒有一個身軀或腦袋能讓我與世上其他人相連結，我都把自己視為由細胞構成的傑作。

少了左腦的負面批評，我感覺自己天生就很完美、完整而且美麗。

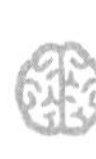
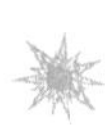
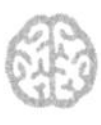

你也許會好奇，為什麼我還記得這些事。別忘了，我當時雖然心智失能，但是並沒有失去意識。我們的意識是由許多同時進行的多個程式所創造出來的。每一個程式都為我們感受這個立體世界的能力，增加一些新維度。

雖然我喪失了左腦意識，裡頭包含了自我中心，以及把自己視為與其他人分離的單獨、固態個體的能力，但我依然保有右腦意識，以及組成身體的細胞的意識。雖然其中一組程式失靈──那組時時刻刻提醒我，我是誰、我住在哪裡的程式，其他部分的我還是很警醒，並持續的處理即時資訊。

以往由左腦宰制右腦的慣例消失後，我腦袋裡的其他部分開始出頭。原本受束縛的程式，現在都可以自由運轉了，而我也不再受先前的認知詮釋所綑綁。掙脫左腦意識和舊日性格後，我的右腦性格帶著新的見解登場了。

然而，聽旁人敘述這段過程，我那天的情況可是一團糟。那天我好像一個新生兒般，沒辦法理解周遭實體環境裡的感官刺激。很明顯的，所有輸入的刺激都讓我感覺痛苦。

源源刺入我耳朵的聲音，對我的腦袋疲勞轟炸到不堪承受的程度，以致於當有人開口說話時，我根本無法將他們的聲音與環境裡的背景低語區分開來。從我的觀點來看，所有人都在同聲喧鬧，而且聲音振動的頻率像一群吵雜的動物一樣不協調。在我腦袋裡，我覺得自己的耳朵好像不再與腦袋緊緊相連，而且我感覺到重要的資訊正從其間的缺口滲漏出去。

我想要跟大家溝通：叫那麼大聲並沒有辦法幫助我更了解你！不要怕我。站近一點。對我溫柔一點。對我講慢一點。發音清楚一點。再一次！拜託，再試一次！慢一點。對我好一點。讓我在這裡安全一點。要知道我是受傷的動物，並不是愚蠢的動物。我現在很脆弱，而且困惑。不論我多大年紀，我的資歷如何，請拉我一把。請尊敬我。我在這裡。來找我啊。

那天早晨稍早，我從未想過，我可能因為順利求救，而下半輩子都得以完全失能的方式活著。然而在我心深處，我的意識心智感覺和自己的身體如此疏離，以致我真心相信，我再也沒有能力將自己的能量裝進這層皮囊，再也沒有能力讓我身體的細胞及分子錦繡圖的細膩網路，重新契合起來。

我覺得自己漂浮在兩個世界之間，困在兩個完全相反的現實層面之間。對我來說，地獄就在這具受傷軀殼的痛楚中，而天堂則存在翱翔於永恆祝福的意識狀態中。

然而，在我心深處某個角落，還是有一個開心的我，滿心歡喜我活了下來！

第六章

神經科加護病房

當醫生終於很欣慰的認定我已脫離緊急狀態後，我即刻就給移出急診室，送入神經科加護病房。我只知道在我右邊躺了一個室友，我的腳正對著病房門口，而我左邊是一道牆。除此之外，我一直意識到的大概就只剩下我的頭和右手臂，它們都還在痛。

這時候的我，把人感應成濃縮的能量包。醫生和護士是來來去去的重量級強大能量束。我感覺自己被不知如何與我溝通的世界推著跑。由於我無法說話、也無法了解別人說的話，所以我就靜靜的坐在生命的邊線上。

入院頭四十八小時，我一直在做神經檢查，如果我每接受一次檢查可以得到一塊錢的話，那我可要發了。不時有人衝進來，這裡戳戳、那裡戳戳，重複搜集一些神經方面的資訊。我的能量讓這些活動給耗得一乾二淨。要是他們能統合進行測驗，彼此分享測驗結果，我會非常感激。

自從右腦當家做主之後，我對他人變得很有同理心。雖然我沒辦法了解他們說的字句，但是我可以從人們的面部表情和肢體語言中，判讀到大量的訊息。

我非常注意能量動態如何影響我。我發現有些人能帶給我能量，有些人則會拿走我的能量。

有一名護士對我的需求非常關心，她會注意我夠暖和嗎？我想喝水嗎？我痛不痛？很自然的，我覺得在她的看護下，自己非常安全。她的眼神會正視我的眼睛，而且她顯然為我提供了很好的療養空間。

另外有一名護士，眼神從來不和我交會，走起路來腳步拖拖拉拉，一副很痛苦的樣子。這個女人用托盤送牛奶和果凍來給我，卻忽略了我的手和手指沒辦法打開包裝。當時我非常想吃點東西，但是她不在乎我的需求。她拉大嗓門對我說話，似乎不知道我並不是聾子。在這種情況下，她缺乏與我接觸的意願，令我很害怕。我不覺得受她看護很安全。

葛瑞爾（David Greer）醫生是很仁慈、溫和的年輕人。他真心同情我的處境，在忙碌的查房時段，他肯花時間停下來，俯身靠近我臉旁對我輕聲說話。他會輕拍我的手臂，向我保證我沒事。雖然我不了解葛瑞爾醫生在說什麼，但是我能清楚的看出來，他在照顧我。他了解我並不是笨，而是受傷了。他以尊敬的態度對待我。他的仁慈，我將永遠感激在心。

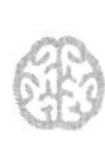
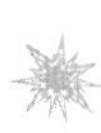
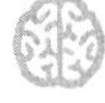

在發病的第一天，我的病情就有很大的進步，但是只限於某些部位，其他部位則沒有。雖然完全康復需要好多年，但我的腦袋有些部位當時還很完整，而且很渴望去嘗試解析由幾十億個數據所組成的此時此刻。

我的認知經驗在中風前與中風後，最大的差異在於那充滿戲劇性的「沉默」突然住進了我的腦袋。倒不是說我再也沒辦法思考，只是我不再用同樣方式來思考。和外界的溝通是沒了，以線性方式處理的語言沒了。但是圖像思考出現了；隨時蒐集片段資訊，然後再花時間慢慢沉思那些經驗的方式，也出現了。

有一位醫生曾經問我一個問題：「美國總統是誰？」如果要我處理這個問題並找出答案，首先，我得先明白有人在問我問題。

一旦我發現有人想吸引我的注意力，我需要他們重複那道問題，好讓我把焦點集中在他們發出的聲音上，然後我得非常非常留意他們的唇形。因為要我的耳朵從一堆背景雜音中分離出某個特定聲音，是很困難的，所以我需要他們慢慢重複一次問題，而且發音必須很清楚。我需要冷靜清楚的溝通方式。

我可能看起來一臉遲鈍和無知，但是我的腦袋其實非常忙碌的在攫取新資訊。我的反應來得很慢。對現實世界來說，是太慢了。

我得投下非常多的努力，才能專心聽某人說話，而且我發覺這很累人。首先，我的眼睛和耳朵得全神貫注，不論它們是否能夠行使正常的功能。我的腦袋得捕捉住聲音，然後找出能符合特殊唇部動作的聲音。把這些聲音結合起來之後，我得搜尋它們有沒有任何意義儲存在我那受傷腦袋的某個角落。一旦我想出一個字，我就會開始搜尋相關詞彙的意思，對於一顆受損的腦袋，這得花好幾個小時哩！

我專心聽某人說話所耗費的力氣，和一般人聽通訊不良的行動電話差不多。你得非常努力，才能聽到對方在說什麼，結果你可能因為不耐煩或是挫折感，而掛掉電話。對我來說，要從背景雜音中聽出一個聲音，就是要花那麼大的力氣。在我這方，需要極大的意願和決心，在說者那方，則需要無盡的耐心。

我處理資訊的流程是，先捕捉關鍵字眼的聲音，然後在腦海裡不斷複誦，以免忘了它們的發音。接著我會展開一趟探索程序，尋求符合那些發音字眼的意義。美國，美國，美國，美國什麼是呀？那到底是什麼意思？

一旦我腦裡有了美國是什麼的概念（圖像），我就會轉向下一組聲音「總統」。總統，總統，總統是什麼呢？那是什麼意思？一旦我找到了總統的檔案，還是一樣，是我腦海裡的一張圖像。然後我開始把「美國」和「總統」的影像放在一起。

但是醫生並不是在問我關於美國或是關於總統的事。他是要我指認出特定的一個人，而那又是存放在完全不同的檔案裡了。由於我的腦袋沒有辦法從「美國」和「總統」，連到「柯林頓」，所以在我的腦袋已經折騰了好幾個小時之後，我終於放棄了。

我的同源性（相關性）聯想能力給錯估了，因為他們以「我能多快想起資訊」做標準，而不是以「我的心智採取什麼策略來發現它原本具有的資訊」做標準。在我投下這麼多的力氣，想找出原始問題的答案之後，結果這個問題有太多關聯，超過我能應付的。

既然我是用圖像來思考，我必須先找出單一影像，然後再從它擴張出去。我沒辦法先從一般性的東西開始，然後在不用探索無數種可能性（那樣做會累死人）的情況下，找出特定的東西。如果他們最早提出來的是一個明確與柯林頓有關的問題，或許我可以先找到柯林頓的影像，然後再從那張影像擴張出去。

譬如說，如果他們問我：「柯林頓和誰結婚？」那麼我會先找出柯林頓的圖像，然後找出一幅婚禮的圖像，最後有可能找到希拉蕊站在老公身邊的影像。在利用圖像來引導我回復語言時，並沒有辦法從一般性的檔案推到某個特定細節。

對於某些旁觀者來說，一定會認為這時候的我，不如從前的我，因為現在我沒辦法像正常人一樣處理資訊。我覺得很悲哀，醫學社群竟然沒辦法了解如何和我這樣的病人溝通。

在美國，中風是造成失能的第一大原因，而中風發生在左腦（損害語言中心）

的數量是右腦的四倍。我認為，中風倖存者如果能互相交流溝通，分享彼此的腦袋用什麼樣的策略來復原，是非常重要的事。這樣做，可以讓我們的醫學專業人員在中風發生頭幾小時內，更有效率的進行治療與評估。

當時我希望我的醫生能把焦點放在我的腦袋如何運作上，而不是放在我的腦袋是否按照他們的標準或時刻表來運作。其實當時的我還是知道很多資訊，只是我必須想辦法再度把它們取出來。

對我來說，觀察並感受在最初復原階段的自己，真的是非常有意思。因為學術背景的緣故，我在智能上充分了解我的身體是由各種神經程式所編輯成的，但是直到經歷中風後，我才真正了解，我們全都能夠一次失去一個程式、一點一滴的喪失自己。在這之前，我從未認真思索過，喪失心智，或是說得更精確些，喪失左腦心智會是什麼樣的感覺。

我希望能有另一種比較安全的方法，來讓人們體會這一點。誰知道，它可能是很有趣的經驗呢。

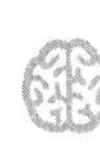
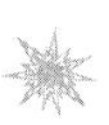
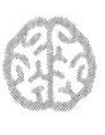

如果你願意的話，想像一下，你所具有的天生能力很有系統的逐一從你的意識中剝落，感覺起來會是什麼樣子。

首先，想像一下你沒有能力理解耳朵送進來的聲音，你並沒有聾，你只是把所有聲音都聽成一團雜音。第二，你沒有能力看清身邊所有物體的輪廓，你並沒有瞎，你只是沒有立體視覺的能力，或是沒有分辨顏色的能力。再來，你沒有能力追蹤移動中的物體，或是清楚區分不同物體的疆界。還有，一般的氣味被放大到令你發昏，熏得你簡直沒法呼吸。

你不再能感知溫度、振動、疼痛或是本體感覺，你對自己的身體疆界的覺察改變了。你的能量精髓會擴張開來，與周遭的能量混合在一起，你感覺自己像宇宙一樣寬廣。而那些住在你腦袋裡的小聲音，不斷提醒「你是何人、家住何方」的小聲音，如今都沉默下來。

你遺忘了與舊日充滿情緒的自我相關的記憶，但是此時此地，眼前這個時刻的豐富，深深的迷住了你的認知。所有事物，包括你這股生命力，都散發出純粹的能量。帶著孩子般的好奇，你的心安詳的展翅高飛，你的腦則探索可以用哪些新奇方式，在極樂之海裡泅泳。

這時，你再自問，你還有多渴望重回高度組織化的例行生活？

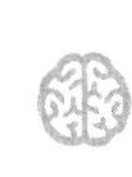
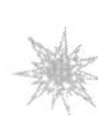
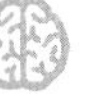

中風那天下午，我常常在睡覺——就住院來講，算是盡可能的多睡了！我在睡覺時，能夠隔絕那些不停轟炸我感官的穩定能量流。我只要閉上眼睛，就能把頭腦的大部分關閉起來。

光線讓我很不舒服，每當醫護人員用那明亮的小手電筒檢查我的瞳孔時，我的腦袋就抽痛得要命。我手背上插著的靜脈注射，更是痛得好像傷口灑了鹽似的，令我深深渴望不要感受到他們對我身體的操縱。

於是我會鑽進我那沉默心靈裡的避難所——起碼躲到下一次神經檢查之前。

在這些場景之外，我的好友史帝芬打電話給我媽媽吉吉（G. G.，這是她的小名，源自她出嫁前的閨名 Gladys Gillman），告訴她這天發生的事。吉吉和史帝芬因為共同參加美國精神疾病聯盟的年度全國大會，而認識好多年了。他們一向很處得來。

我敢說，這通電話一定很令他倆難為。史帝芬事後對我轉述說，他打電話給我媽媽，先請她坐下來。然後他再向她解釋，我的左腦發生了很嚴重的腦溢血，此刻已經送到麻州總醫院。史帝芬向她保證，醫生已經讓我的身體狀況穩定下來，而且我一定會受到最好的治療。

那天稍晚，我的實驗室老闆芙蘭馨也打電話給吉吉，勸她先花幾天時間料理好私人事務，以便能到波士頓小住一段時間。因為芙蘭馨很清楚，我可能需要動手術，她希望吉吉能夠過來，到波士頓長期照顧我。吉吉毫不猶豫就來了。

吉吉花了她生命中的十年，想要幫助我哥哥治癒精神疾病，結果徒勞無功。然而，這一回，她覺得她能夠幫助另一個孩子從神經創傷中復原。吉吉把多年來無法協助我哥哥戰勝思覺失調症所累積的挫敗，轉換為協助我恢復心智的動力。

第七章

第二天：次日早晨

次日一大早，我就被一名衝進來問病史的醫學生給弄醒了。奇怪的是，事先沒有人告訴她我是中風病人，沒辦法說話，也沒辦法聽懂別人的話。

那天早晨讓我明白到，醫院的首要責任應該在於保護病人的能量層面。這個年輕女孩是個能量吸血鬼。即使我已經這麼虛弱，她還想從我這裡拿走一些東西，而且她完全沒有給我任何回饋。

她當時正在趕時間，而且很顯然就要來不及了。匆忙之中，她對待我的方式相當粗魯，令我覺得自己完全受到忽視。她說話像機關槍一樣快，還在我耳邊大吼大叫，把我當成聾子。

我坐在那裡，觀賞她的荒謬和無知。她在趕時間，而我是中風倖存者——咱們可真是絕配！

如果她有點耐心和善意，對我溫柔一點，或許可以從我這裡多弄到一點病情資料，但是因為她堅持要我去配合她的時間與步調，弄得雙方都不滿意。她的需索無度惹惱了我，我覺得和她在一起非常累人。我發現，我必須非常謹慎的保護我那珍貴的能量。

那天早晨我學到最重要的一課就是：遇到與我康復有關的事，我絕對是成功與否的最終掌控者。我要不要配合，得由我來決定。

我選擇配合那些為我帶來能量的醫護人員，他們會與我接觸，溫柔且恰當的碰觸我，與我四目相接，用平靜的口氣對我說話。我用正向的態度回應正向的治療。那些不與我接觸的醫護人員會榨取我的能量，所以我得漠視他們的要求，以便保護自己的能量。

對我來說，決心康復其實是一個滿困難又複雜的認知選擇。

一方面，我熱愛這種漂浮在永恆之流裡的幸福感。誰不愛呢？那兒美極了。我的靈魂自由奔放，寬廣又安詳。排山倒海的幸福感包圍著我，狂喜之餘，我不得不質疑復原的意義是什麼。但很顯然，具有能夠運作的左腦，確實能帶來一些好處。它能讓我再度掌握與外界溝通的技巧。

然而，在這樣的失能狀態下，要我專注於感覺起來很混亂的事物，只會令我痛苦，而且康復得投下很多努力，那對我來說真的這麼重要嗎？

就某方面而言，坦白說，我更喜歡新的我，勝過舊的我。我不願意為了康復，而放棄我的新領悟。我喜歡知道自己是流體。我喜歡知道自己的靈魂和宇宙合一，而且與周遭萬物合流。我發現，我能夠和能量動態以及肢體語言如此調和，實在太迷人了。

但是最重要的是，內在深處流動著一股深沉的平靜的這種感覺，是我所熱愛的。我渴望待在每個人都很平靜、而且看重我內在平和經驗的地方。也因為我的同理心變強，我發覺自己對其他人所感受到的壓力過度敏感。要是復原意味著我的感受必須一直像他們一樣，那我可沒興趣復原。

對我來說，要把我的心智「內容」和情緒與他人的心智「內容」和情緒脫鉤，是很簡單的事，我只要選擇觀察而不投入，就可以辦到。就像作家瑪莉安・威廉森（Marianne Williamson）說的：「我能不能加入老鼠賽跑，而不用再變成一隻老鼠？」

有另一位醫學生——安德魯，也在那天早晨來為我做神經檢查。當時我很虛弱，搖搖晃晃的，連坐都坐不直，更不要說靠自己站起來了。

但是由於他的碰觸很溫和，而且很堅定，讓我覺得和他在一起很安全。他說話很冷靜，眼神直接看著我的眼睛，而且願意重複他的話。他很尊敬我，把我當人看——即使在這樣糟糕的情況下。我相信他一定能成為一位好醫生，希望他現在已經是了。

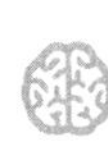

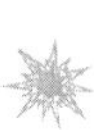

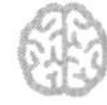

當時，我的主治醫生是麻州總醫院的神經科主任楊恩（Anne Young）醫生，我稱她為神經科女王。我在哈佛腦庫工作時，就已經聽聞她的大名好多年了。

她是哈佛腦庫諮詢委員會的委員，而且就在我發病前兩週，我才在神經科學年度大會的一場諮詢委員會午宴上，有幸與她比鄰而坐。席間，我還發表了一項報告，關於我為了增加精神病患族群捐腦數量所做的努力。

所以說，楊恩醫生曾經見過「專業」的我，因此當那天早晨她發現我在她的病人名單上時，我們已經有一層特殊的關係了。

很幸運的，在我腦袋諸多斷線的神經迴路中，也包括我的難為情迴路。那天早上，楊恩醫生好像母鴨帶小鴨般，領著一群醫學生進行晨間巡房，一路巡到我的病房門口。事後想起來令我驚駭不已，那天早晨，當神經科女王率領眾弟子大駕光臨時，我正大剌剌的光著屁股在那裡擦澡呢！

楊恩醫生的眼神溫柔又仁慈，而且她會帶著笑容直視我的雙眼。她一走過來，馬上就伸手碰觸我的腳，好像高明的馴馬師，每次經過馬背後都會拍拍馬屁股。

楊恩醫生幫我調整了一個比較舒服的姿勢。然後她站在我身邊，把手輕輕放在我的手臂上，輕柔的對我說話──不是對她的學生，而是對我。她在病床邊俯身，讓我們彼此的臉靠得夠近，近到我能聽見她的聲音。雖然我沒有辦法完全了解她的話，但是我完全了解她的意圖。

這個女人了解我不是笨蛋，而是受了傷，而且很顯然她知道她的任務，就是要幫我想出我的哪些迴路還能工作，哪些迴路需要治療。

楊恩醫生很尊重的詢問我，是否願意讓她向學生示範神經檢查，我同意了。檢查結果，我這個腦科學家沒有一個項目過關，而楊恩醫生始終陪在我身邊，直到確定我對她已經沒有任何需求後，方才離去。在她要走向門口之前，她壓了壓我的手和腳趾頭。我覺得大大鬆了一口氣，還好我的主治醫生是她。我覺得她了解我。

那天早晨稍後，我被排定接受血管造影，以便勾勒出我腦部血管的輪廓。我們需要一張真正夠清楚的照片，來診斷我到底是哪一型的腦溢血，而血管造影是醫學上所建議的檢驗項目。以我現在這個樣子，竟然還有人來要求我簽署檢驗同意書，雖然我覺得有夠離譜，但是我也明白，規定就是規定！畢竟，我們到底要如何界定「身心健全」呢？

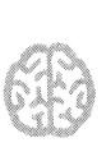
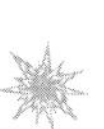
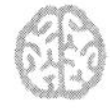

壞事果然傳千里。我中風的消息馬上就傳遍了麥克連醫院，以及美國精神疾病

聯盟的會員之間。看看我，這個他們所選出來的全國董事會有史以來最年輕的董事，才三十七歲就中風了。

那天下午，兩名腦庫的同事到神經科加護病房來探望我。馬克和潘帶了一隻小玩具熊給我抱，我很感謝他們的好意。雖然我可以察覺到他們剛開始有些憂慮，但他們還是幫我帶來正面的能量，並且告訴我說：「你是吉兒，你一定會好起來的。」他們對我的信心，相信我能完全康復，對我來說是無價之寶。

在第二天即將接近尾聲時，我已經蓄積了足夠的能量來翻轉自己的身體，或是可以在他人的協助下坐在床舖邊，然後再倚靠著他人站立。雖然我發現這些活動會耗掉我體內的每一分精力，我在生理方面還是有了很大的進展。我的右手臂仍然虛弱，然而我還是能利用肩膀的肌肉來揮動手臂。

隨著那天的活動，我的精力時增時減，從有一點點精力，到完全用盡庫存。靠著睡眠，我的存貨又能補回一些，然後我又會把那些精力用來嘗試去做或想一些事情。一旦存貨用盡，我又得回去補眠。

我很快就學到，我是沒有持久的支撐能力的，只要能量一短少，我就沒法動彈。我必須非常留意自己的能量還剩下多少。我得學會如何將能量儲存起來，而且我也很願意睡覺，以儲存精力。

我的第二天是以史帝芬的探訪收尾，他帶來一個消息：吉吉將在次日早晨抵達波士頓。剛開始，我沒有辦法了解吉吉是什麼意思——因為我喪失了「母親」這個概念。

那天晚上，我把所有清醒的時間都用來拼湊，母親……母親……母親……吉吉……吉吉……吉吉……我不斷重複這兩個字，想找出它們的檔案，好打開來回復一下記憶。

最後，我總算有一點了解母親是什麼，還有吉吉是誰……，而且足夠了解到令我覺得很興奮，因為明天她會過來。

第八章

第三天：吉吉進城了

第三天的上午，我遷出了神經科加護病房，和一位非常奇特的人物共用同一間病房。

這個女人因為罹患癲癇，所以她的頭讓醫生用一面很大的白色毛巾包起來，還有很多電極和電線從頭上冒出來，朝向四面八方。那些電線與排在她病床邊的各式記錄器相連著，雖然她可以在病床、椅子和浴室之間自由的行動，但那幅景象還是挺壯觀的。我敢說，每個來探訪我的人，都認為她很像希臘神話裡的蛇髮女妖——

梅杜莎。

她閒來無聊，對於每個拜訪我的人，都要搭訕幾句。我呢，剛剛相反，巴不得耳根清靜，感官刺激愈少愈好。她那一側傳來的電視機噪音，會吸走我的能量，令人痛苦。這完全違反我心目中的療養常識。

那天早晨，四周充斥著興奮之情。我的同事芙蘭馨和史帝芬都來了，還有好幾個醫生在附近轉來轉去。我的血管造影檢查結果已經出爐，現在該是時候來決定我的治療計畫了。

我還清楚記得，吉吉繞過轉角踏入我病房的那一刻。她的眼睛直接看著我的眼睛，然後走到我床邊。她的神態優雅又平靜，和病房裡其他人打過招呼後，她就掀開我的被單，爬上床，待在我身邊。

接著，她伸開雙臂將我攬入懷中，我馬上就融化在這熟悉的擁抱中。這是我生命中非常美妙的一刻。不知怎的，她就是知道我已經不是她那個在哈佛任職的博士女兒，而是變回她的小寶貝女兒了。

吉吉事後說，當時她只是做了全天下母親都會做的事。但是我可不這麼想，能生為她的女兒，真是我這輩子最初、也最大的福氣。能第二次當她的孩子，則是我最大的幸運。

我受母親的愛團團包住，即刻覺得心滿意足。她非常慈祥、溫柔，而且顯然有一點驚恐，不過整體而言，我覺得她很好，我很喜歡她。對我來說，這真是一個完美的時刻，夫復何求？當時我身上裝了導尿管，所以完全不必下床，而這名美好的女性就這樣走進我生命，用愛環繞著我！

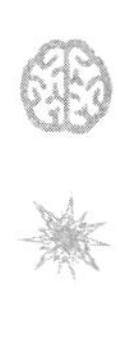

接下來，會議開始了。先是簡介，然後是報告，所有主角一一登場。

楊恩醫生掌控會議主軸，她說話時直接向著我，好像我聽得懂似的。我很感謝她沒有只對著其他人討論我。首先，她介紹了奧吉維（Christopher Ogilvy）醫生，他是動靜脈畸形的神經外科專家。

奧吉維醫生解釋，血管造影結果證實，我的腦裡有一個動靜脈畸形，而這個天生的畸形就是造成我這次腦溢血的原因。我以前有偏頭痛的病史，卻總是醫不好。

現在看來，醫生推測我根本就沒有得過偏頭痛，而是多年來斷斷續續發生過一些小型的腦溢血。

雖然我聽不太懂病床邊鬧哄哄的這群人在說些什麼，但是我很留意他們非語言方面的溝通。他們臉上的表情、聲音的腔調，以及交談時的身體姿勢——在在迷住了我。

說來也是滑稽，知道我的嚴重病情可以保證獲得大家的高度重視，竟然令我感到頗為安慰。沒有人會像這般大驚小怪，只為了，啊，不對，不是心臟病，只是……

當奧吉維醫生描述我腦中動靜脈畸形問題時，現場氣氛很緊繃。當他建議我接受顱骨切開術，移除殘餘的動靜脈畸形以及一枚如同高爾夫球大小的血塊時，吉吉無法再鎮定自持，她顯然很緊張。奧吉維醫生更進一步解釋道，要是不動手術切除動靜脈畸形，我腦溢血再發作的機會很大，而且下一次，我不見得能夠如此幸運的獲救。

坦白說，我並不了解他們提案的細節——部分是因為我腦袋中理解語言的細胞正浸泡在一汪血水之中，部分則是因為他們說話的速度對我來說太快了。我暗想，就我的情況，他們大概是想把某種吸引裝置經由我的股動脈，伸進我的腦袋，把多餘的血水以及造成威脅的、糾纏在一起的血管吸出來。

然而，當我發覺他們其實打算切開我的頭顱時，我簡直嚇壞了！任何一個有自尊的神經解剖專家，都絕對不會允許他人切開自己的頭顱的！

若非出於學識，那麼就是出於直覺，我明白胸腔、腹腔和顱腔之間的壓力動態必須達成非常微妙的平衡，像顱骨切開術這樣重大的入侵手術，一定會把我的能量動力全都吸光光。我害怕萬一他們是在我能量已經受損時切開我的頭，我的身體或是認知能力恐怕永遠都無法恢復。

我明確向所有人表示，我絕對不同意讓他們切開我的頭。大家似乎都不了解，我的身體已經完全洩了氣，我不可能撐得過另一次重大打擊——即便是經過精細計算的打擊。然而我也知道我很脆弱，沒有反抗能力，我的命運掌握在房間這群人手裡。

會議結束，顱骨切開術暫緩，但是大家都很清楚（除了我之外），現在由吉吉負責說服我動手術。

心裡充滿憐惜的吉吉，直覺知道我的恐懼是什麼，她試著安慰我：「親愛的，沒關係，你不必開刀。不管怎樣，我都會照顧你。但是你如果不把動靜脈畸形切除，你的腦袋永遠都有可能再度出血。如果是那樣的話，你可以搬來跟我住，我會一輩子都跟在你屁股後面！」

雖然我媽媽是個非常好的女人，但是讓她一輩子跟在我屁股後面，卻不是我理想中的生活。

過了幾天之後，我同意接受顱骨切開術，來切除動靜脈畸形。接下來，就要看我自己了，我必須在未來幾週內把身體養護好，才有辦法接受那即將來臨的一場大手術。

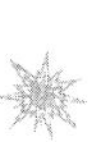

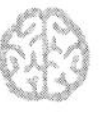

接下來幾天，我的精力時盛時衰，與我的睡眠或費力多寡成比例。

我很早就學到一點，我手邊的活動才是唯一重要的活動。譬如說，有一天，我必須一再搖晃，才能蓄積足夠的動力來翻身，好讓自己坐起來。然而在做搖晃動作這個階段時，我必須認定搖晃是唯一重要的活動。

如果我把焦點擺在達成最後目標「坐起來」上頭，並不明智，因為我當下的能力還差得太遠了。要是我認定「坐起來」是我的目標，然後我一再嘗試、一再失敗，我會對自己的無能感到失望，然後就停止嘗試。

但是我如果把坐起來這個動作分成比較小的步驟，先是搖晃，然後再翻身起來，我發現如果睡眠夠充足，往往我就可以成功，因此也就可以慶祝一番。所以先搖晃、然後翻身，是我的策略。

一旦我能經常掌握搖晃動作，我就會興致高昂的努力搖晃。等到我能輕鬆的搖晃後，我的身體自然就會流暢的做下一個翻身的動作。同樣的，我的努力會全部集中到翻身這件事，等到我可以經常做到後，我就會做得更帶勁。興致勃勃的翻身，使得我剛好能坐起來，而我非常喜歡這種持續的成功滿足感。

基本上，在進行下一個步驟的時機成熟之前，我得全神貫注在我現在能力可以達到的階層。所以為了培養新能力，我必須先充分掌握並熟練的重複某項能力之後，才踏出下一步。每一次小小的試驗都需要時間與精力，而每一次努力都需要更多的睡眠。

到了第四天，我還是把大部分的時間都花在睡覺上，因為我的腦袋渴望刺激愈少愈好。倒不是說我很憂鬱，而是因為我腦袋的感官負荷太重了，沒辦法處理一連串湧入的資訊。

吉吉和我都同意，說到康復，我的腦袋知道怎樣做對它最好。不幸的是，中風病人很少被容許想睡就睡。但是對我來說，睡眠是我的腦袋暫時逃避新刺激的途徑。我們都承認，我的腦袋還是處在受傷狀態，對於經由各個感官系統所湧入的資訊，它顯然摸不著頭緒。

我們都同意，我的腦袋需要靜養，以想通剛剛發生的事。對我來說，睡眠是建檔的時段。一間辦公室如果完全不花時間去建檔的話，你曉得它會亂成什麼樣子嗎？我的頭腦也是一樣——它需要時間去統合、處理那些頻繁湧入的資料，並加以歸檔。

在體能勞動或是認知活動之間，我必須擇一而行，因為它們都會讓我筋疲力盡。在體能方面，我進步神速，很快就能重拾基本能力。現在我可以還算輕鬆的坐起來，有人幫忙的話，甚至可以站立或是在走廊上走一小段路。

不過，我的聲音還是很微弱，因為我沒有呼氣的力量。我只能輕聲細語，說起話來支離破碎又費力。尋找適當的用詞，對我來說仍然很困難，而且我常會把意思搞混。我記得曾經腦裡想著開水，口中說的卻是牛奶。

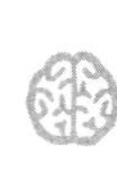

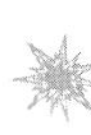

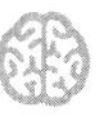

在認知方面，我很難體會自己的存在。我還是無法用過去式或未來式來思考，所以我花了極大的心力，想要拼湊出我現在的時刻。

雖然思考對我來說很困難，但我在認知上頭仍然有進步。我已經習慣醫生要我嘗試記得三件事物，然後等到治療時段結束前，醫生會再問我還記不記得剛才那三樣東西是什麼。吉吉說，在醫生要我記得消防隊員、蘋果以及惠坡大道三十三號那天，她就知道我將來一定會好起來。

那天之前，我每次都無法通過這項測驗，但在那天，我下定決心，完全不要去聽醫生說的其他話，只管在心底重複那三件東西，把它們緊緊扣在記憶裡，直到最後把它們說出來為止。

在我們的會面結束時，他照例問我還記不記得先前那三樣東西。我很有把握脫口說出：「消防隊員、蘋果、惠坡大道某個門牌號碼。」然後我又說，雖然我不記得確實的地址，但是我會上上下下跑遍整條惠坡大道，去敲每一戶的門，直到找著正確的屋子！

當吉吉聽到這句話時，不禁大大鬆了一口氣。在她看來，這表示我那機智的腦袋已經回來了，她有信心我一定有辦法再一次找到生存之道。

同一天，那位對我很好的醫學生安德魯，在每日例行的探訪與認知能力評估遊戲時，要求我從一百開始，接下來每個數字減七往回數。這個任務對我來說一向特別難，因為我腦袋裡的數學細胞已經永遠毀損了。

後來我要求別人告訴我這個問題的答案，等到下一次安德魯再問我時，我馬上就說出三或四個正確的數字！但是我立刻坦承自己作弊，我其實對於如何完成這個任務，一點頭緒都沒有。

然而重要的是，安德魯了解，雖然我有部分心智失去功能，其他部分卻能彌補失去的能力，在這個案例中，其他部分就是我的計謀。

第五天，到了我出院回家養身體的時候了。一名物理治療師指導我如何撐扶著爬樓梯，然後就把我交給吉吉照顧了。

回家路上，老媽開著車在波士頓鬧區逛大街，活像印第安納州的鄉下人進城，真是嚇死我了！我蒙著臉遮住陽光，一路祈禱能平安回到家。

奇蹟

第九章

回家休養，準備動手術

一九九六年十二月十五日，我回到我在文契斯特的公寓，展開不到兩週的手術準備期。

我住在一棟兩戶人家的公寓二樓，所以我得用坐姿一階一階的撐上樓（這當然不是物理治療師教我的做法）。等我終於撐到樓梯最後一階時，我已筋疲力竭，腦袋累得只想睡覺。

終於到家了。

家，是我能鑽進去大睡的洞穴，不用擔心外界干擾。我一心只想平靜的療傷。於是我倒臥在我那張水床上，不省人事。

我真是太幸運了，有吉吉照顧我養傷。如果你問她到底做了什麼，她大概會說她根本不知道應該怎樣做——她只是讓事情自然發展，一步一步來。她憑直覺就能了解，要從A到C，我必須先學會A，然後學B，然後才是C。就好像我的腦袋再度像嬰兒一樣，一切都得從頭學起。

我回到了最基本的狀態，必須學習怎樣走路、怎樣說話、怎樣閱讀、怎樣寫字、怎樣拼圖。

身體復原的過程就好比一般的生長發育過程。我必須經歷每個階段，鍛鍊每個階段的能力，然後再自然的展開下一步。

我必須很有系統的先學習搖晃，然後翻身，之後才能坐直。我必須能夠坐直，並且身體向前晃，然後才能站立。我必須先能站立，然後才能跨出第一步，而我必須先站得穩，然後才能自己爬樓梯。

最重要的是，我必須願意去嘗試。嘗試重於一切。

嘗試，等於是我對自己的腦袋說，嗨，我很看重這個連結，我希望它達成。我可能必須一試再試，試個一千次都看不到一點結果，但是如果我不肯嘗試，那麼就永遠不會做成。

吉吉開始帶我練習在床鋪與浴室之間走來走去。這樣就足夠一整天的運動分量了！之後我又回去倒頭再睡六個小時！

頭幾天我就只是這樣而已。花一堆時間睡覺，花一堆精力去上廁所或是進食，最多再來個小小的抱抱。然後又回去睡覺，直到下一個回合。等到我摸熟了來去浴室的路徑，我開始進軍客廳的沙發，我可以坐在那兒吃點東西。要學會如何熟練的拿湯匙，對我也不是件容易的事。

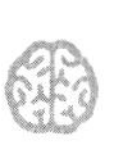
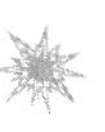
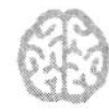

我能夠成功復原的關鍵之一，在於我和吉吉都對我非常有耐心。

我們倆都不會花時間在那裡惋惜我不能做哪些事；相反的，我們總是在讚嘆我能做到哪些事。那段養傷時期，我媽媽最喜歡說的一句話就是：「情況可能會更糟！」我們倆都同意，就我病情看起來的嚴重程度，情況真的可能更糟。

我得說，在這段過程裡，吉吉實在太好了。我是家中三個小孩的老么，在我孩提時代，母親一直非常忙碌。現在有機會重新受到她百般的照顧，感覺挺溫馨的。

吉吉的個性堅毅又仁慈。她從來不厲聲對我說話或是指責我。我受傷了，而她很了解這一點。她總是給我溫暖和慈愛，不管我是不是「聽懂」了，她都不在意。我們埋頭努力復健，而且時時刻刻都有新希望以及新可能。

為了要慶祝，媽媽和我會討論我的能力狀況。她非常懂得提醒我，我做到了哪些昨天還做不到的事，以及今天我又進步了多少。她非常敏銳的觀察，想要了解我能做到什麼，以及妨礙我達到下一階段目標的障礙又是什麼。我們會一起慶祝我每一個成就。

她會從旁幫忙我釐清接下來應該做什麼，並幫助我了解，我需要怎樣去達成。她協助我把注意力維繫在任務的細節上。

許多中風者抱怨說，他們再也無法回復健康。我常常懷疑，真正的問題是否在於，沒有人注意他們已經做到的許多小成就。要是沒有把你能力所及，和你能力所不及的事情區分清楚，那麼你就沒有辦法知道接下來應該嘗試什麼。復健過程有可能因為絕望而脫軌。

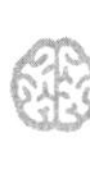
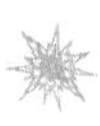
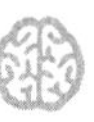

我有一張吹氣床墊，媽媽把它打滿氣，放在客廳一角，幫自己布置了一個小臥室。她一手包辦所有家務事——採買、接電話，甚至幫我付賬單。她很體貼，總是讓我盡情睡到飽。

再一次，我們信任我的腦袋知道應該怎麼做才會康復。只要我睡覺的原因不是出於憂鬱，我們都很尊重睡眠所帶來的復原功力。自從回家後，我們就讓我的腦袋安排自己的作息。我會睡個大約六小時，然後醒來約二十分鐘。

一般說來，一趟完整睡眠的平均時間是九十到一百一十分鐘。要是我被提早吵醒，我得回去補眠，而且必須整個流程重來一次。否則我清醒時會嚴重頭痛、脾氣暴躁，既沒法整理外界的刺激，也沒法集中精神。為了保護我的睡眠，我帶著耳塞睡覺，而吉吉則會將電視音量或電話鈴聲調低。

經過幾天密集補眠後，我的精力比較充足了，可以讓我的清醒時段拉長。媽媽真是了不起的監工，絲毫不浪費我的任何時間或精力。只要我醒著，我就像海綿一樣渴望吸收、學習，而她不是塞些東西給我做，就是讓我鍛鍊身體。然而當我準備睡覺時，我們又會尊重我的腦袋已經達到最大的輸入量，所以我們會把它送上床，讓它休息，以便進行整合。

和吉吉一道探索生命以及發現腦袋裡的檔案，是一大樂事。她很快就學到了，如果她真想知道我的想法，千萬不要問我能用「是」或「不是」來回答的簡答題。因為我對於不太在意的事情，很容易恍神，然後就隨口應付她。

為了確定我有專心聽，而且有在動腦筋，她會問我複選題。譬如說她會問道：「午餐想吃什麼呀？你可以選義式蔬菜湯。」這時我就得拚命搜尋腦中的檔案，弄清楚什麼是義式蔬菜湯。

等我了解這個選項後，她會繼續提出下一個選擇：「或者你也可以吃烤起司三明治。」於是我又得再度搜索腦袋，找出什麼是烤起司三明治。

一旦影像浮現，我了解之後，吉吉又會繼續問：「又或者，你也可以選鮪魚沙拉。」我記得當時我一直在想，鮪魚，鮪魚，鮪魚，但是沒有影像浮現，我也不理解。

於是我就問：「鮪魚？」

媽媽回答道：「鮪魚是一種海魚呀，魚肉白白的，會配上美乃滋、洋蔥與生菜。」既然我還是沒有辦法找到鮪魚沙拉的檔案，所以我們就選擇午餐吃它。

這是我們的策略：如果我沒辦法找到舊檔案，那麼我們一定要製作新檔案。

電話鈴響個不停，而吉吉真是厲害，總能讓大家知道我們每日的進展。重要的是，她讓大家一直談論事情進展得多順利，而她那種正面的鼓勵態度，對我更是大有幫助。一天又一天，她不停用小故事來提醒我，我們進步了多少。

有時候朋友會來看我，但是吉吉知道社交會耗掉我相當多能量，令我筋疲力盡，不想再工作。她決定，讓我回復心智比他人來探病更重要，於是她就擔任起我的守門員，嚴格限制我的社交時間。

電視是另一個厲害的能量吸收高手，至於電話，我沒辦法講，因為我需要視覺線索來讀唇。

為了康復，我和吉吉都很看重我們必須做的事，或是我們不能做的事。

不知怎的，我們本能就知道我需要盡快讓我的腦袋療養，以及讓我的神經系統接受挑戰。

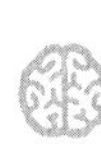
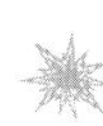
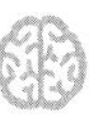

雖然我的神經元受到重創，但是就技術上來說，真正死掉的神經元並不多。我還沒有正式接受語言、職能或是物理治療，那要等到我動完手術後幾個星期才能進行，但是在這段等待期間，我的神經元已經很渴望學習了。

神經元這玩意兒，要不是生長興旺（如果它們和迴路裡的其他神經元連上線），就是死亡（如果它們孤零零的沒有刺激）。吉吉和我都有很強烈的動機，要把我的腦袋找回來，所以我們緊緊把握每一分時刻和每一份力氣。

我的朋友史帝芬有兩個小女兒，他搜羅了一堆她們的童書和玩具來給我，其中包括小孩子的拼圖和遊戲。現在可好，吉吉有了一堆適齡教材給我學，她決定，只要我醒著而且有精力，就一定不讓我閒著。

我的精力對於認知活動或是體力活動一視同仁，沒有差別待遇。耗力就是耗力，所以我們得想出一些平衡的策略，來照顧每個項目的復健。一等到我能在她攙扶下自由行走時，吉吉就帶我去回顧了一趟我的生平。

我們先從我家裡的藝術區開始，那個房間是專門設置來切割彩繪玻璃的。當我環顧四周，不禁讚嘆起來。看哪，有這麼多鮮艷美麗的玻璃！多麼賞心悅目啊！原來我是個藝術家。

接著，她又帶我進入音樂室。我一邊隨意把玩吉他和大提琴，一邊訝異我竟然有過這般美好的生命。我想要康復。

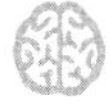

打開我腦袋裡的舊檔案，是很微妙的過程。我在想，怎樣才能打開腦袋裡裝滿從前生命細節的檔案櫃。我確定我知道所有這些內容，我只是沒辦法想出怎樣才能再度取得。

我的腦袋發生嚴重腦溢血已經一個星期了，但裡頭的細胞還是沒有能力正常運轉，因為裡頭有一顆像高爾夫球大小的血塊塞在那裡。

從我的觀點來看，我覺得每一時刻都很豐富，卻都是孤立存在的。然而，每當我一回頭，除了感覺目前身在一個豐富的新時刻之外，還會依稀捕捉到一抹過去的影像與感情，雖然只是驚鴻一瞥就消失無蹤。

有一天早上，吉吉認為我已經可以開始玩小孩的拼圖了，於是她把一盒拼圖放在我手上，要我看盒面上的圖案。然後她幫助我打開盒子，又在我膝上擺了一個小托盤，要我把拼圖片倒在上面。我的手指很虛弱，靈敏度又差，所以這個任務對我是非常大的挑戰。但是我很擅長有樣學樣。

吉吉先對我解釋，這些小拼圖片可以兜起來，變出盒面上的那個圖案。她要我把所有拼圖片翻到正面朝上。我問：「什麼是正面朝上？」她拿起一塊拼圖片，給我看怎麼區分正面與反面。

一旦我了解其中的差別，我花了一點點時間審視所有拼圖片後，就把全部十二塊小拼圖片都翻成正面。哇！真是太有成就感了！

光是這麼簡單的一件需要消耗智力與體力的活動，對我來講已經極端困難了，而且要維持那樣的專注程度也讓我非常疲累，但是我很興奮，也很想繼續學下去。

接下來的第二項任務，吉吉說：「現在把有邊界的拼圖片全部挑出來。」

我問：「什麼是邊界？」

她再度耐心的拿起幾塊有邊界的拼圖片給我看。然後我就把所有有邊界的拼圖片分出來。同樣的，我又覺得非常有成就感，雖然精神上有些疲憊。

接著吉吉對我說：「我要你把這些『外面的』拼圖片與那些『裡面的』拼圖片兜起來。還有，要注意有些裡面和外面的拼圖片大小不一樣。」我的右手極為虛弱，因此只不過是握著小拼圖片來比對，就得費一番工夫。

媽媽密切的觀察我，發現我想要把一些顯然不該排在一起的拼圖片兜在一起。為了要幫忙我，吉吉指示道：「吉兒，你可以把顏色當成線索。」

我暗想：顏色，顏色，好像腦袋裡的一個燈泡就是不亮，然後突然間，我可以看見顏色了！我想道，哦，老天啊，這樣真是容易多了！

這時我已經累壞了，必須去睡覺。但是第二天一醒來，我馬上就跑回去拼圖，而且利用顏色做為線索，把所有拼圖片都兜起來了。每一天，我都為自己能做到前一天無法做到的事情，感到興高采烈。

到現在我還覺得非常不可思議，中風後我竟然沒辦法看見顏色，直到媽媽告訴我可以把顏色當成一種工具，我才看見顏色。誰料得到我的左腦會需要別人對它說顏色是什麼，然後它才會把顏色給登錄起來？

我發現這種情況也發生在立體視覺上。吉吉必須教導我看不同平面上的物件。她會指給我看，哪些物品比較近或是比較遠，哪些東西可能位在其他東西的前面。此外，她還得教我，有些物品因為位在其他物品後面，所以某些部分可能被遮住，但是我可以推測我看不見的部分的形狀。

等到回家滿一星期後，我在公寓裡已經能走動得相當順暢，而且非常想鍛鍊身體，讓它更強壯。

洗碗盤是我最喜歡的家務事之一，早在中風前就是如此。然而在目前這種情況下，這件事卻成為我最重要的老師之一。

要在水槽前一邊保持平衡的站立著，一邊處理易碎的碗盤和危險的刀具，本身就已經夠挑戰的了，但是誰想得到，把洗好的碗盤放到碗盤架上，竟然需要計算能力？

後來證明，我的腦袋裡，只有數學神經元因為那天早晨的中風而不幸死亡。（多諷刺啊，我媽媽一輩子都在教數學哩！）

洗碗盤我能應付，但是要我把洗乾淨的碗盤整齊的排放進那些小小的格架裡，卻徹底擊敗了我！後來我花了將近一年的時間，才學會怎樣整理碗盤。

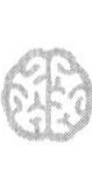
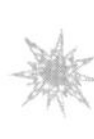
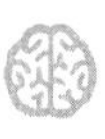

我非常喜歡收集信箱裡的郵件。連續六週，每天我都會收到五到十五張幫我打氣的卡片。

雖然我沒辦法看懂上面寫些什麼，我還是會坐在吉吉的床墊上，看著卡片上的圖畫，摸一摸它們，實實在在的感覺到散發自每一份訊息的愛。每天下午，吉吉都會唸卡片給我聽。我們把卡片掛在公寓的每個角落，讓我感覺被這許多的愛所環繞著——門上，牆壁上，浴室裡，到處都是卡片！

能夠收到這些卡片，真是太美妙了，基本上，我收到的訊息通常是這樣子的：「吉兒博士，你不認識我，但是我曾經參加過你在鳳凰城舉辦的政策說明會。拜託你一定要再回來看我們。我們都很愛你，你的工作對我們太重要了。」每天我都收到這樣的訊息，鞏固了自己在中風前的形象。

毫無疑問，在我心中，這些無條件的支持與愛，給了我莫大的勇氣，去面對復原的挑戰。我永遠感謝這些相信我並對我伸出援手的友人，以及美國精神疾病聯盟大家庭的成員。

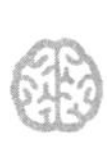
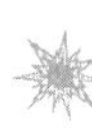
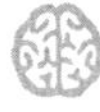

重新學習閱讀，對我來說是最困難的一件事。

我不曉得我腦袋裡那些細胞是死了、還是怎的，我完全不記得我曾經閱讀過東西，而且我覺得這個念頭很可笑。閱讀是這麼一件不著邊際的事，我簡直不敢相信有人會想到要去做這件事，更別提花很大的精力去摸索如何閱讀了。

雖然吉吉是很仁慈的工頭，她還是堅持要我學習閱讀，她給了我一本書，書名是《想要一個男孩的小狗》。然後我們兩人一起進行這個在我看來最荒謬的任務：

教我識別文字的意思。我真搞不懂，她怎麼會認為這些歪歪扭扭的線條有任何意義。

我記得她指著一個「S」對我說：「這是一個『S』。」

我說：「不對，媽媽，那是一根彎彎曲曲的線。」

然後她說：「這根彎彎曲曲的線是『S』，它的發音是『SSSSS』。」

我覺得老媽瘋了。一條彎彎曲曲的線，就是一條彎彎曲曲的線，如此而已，哪來的聲音。

學習閱讀這件任務，讓我的腦袋痛苦了好長一段時間，我很難專心從事這樣困難的任務。在初期這個階段，思考對我的腦袋來說已經夠難了，如今突然要我做這麼抽象的任務，就更難辦到了。學習閱讀，費了我很長一段時間，加上媽媽很多的哄勸。

首先我必須了解每根彎曲線條都有一個名字，而且每根線條都有一個發音。然後，一組彎曲線——哦，我是指一組字母，合起來又會有特定的聲音組合（像是sh、th、sq等等）。當我們把這些聲音組合串起來，就會合成一個單獨的聲音（單字），而那個單字具有一個意思！

老天！你有沒有停下來想過，你的腦袋要完成多少個像這樣的小任務，才能讓你此時順利的讀這本書？

雖然在學習如何閱讀的過程裡，我一再遇到麻煩，但我的腦袋還是每天都展現出明顯的進步。每當我終於能順利大聲朗讀出一些單字，我們就會慶祝一番，即使我並不了解那些字的意思。隨著日子一天天過去，我對整個故事內容的記憶力也愈來愈強，吉吉和我都有很強烈的動機要繼續奮力前進。

當然，下一步就是把聲音和意思連在一起了。這一點特別困難，因為要我記憶這些字的發音已經夠難的了。我腦袋裡那顆血塊壓在兩個語言中心之間的神經纖維上，導致兩個部位都無法正常運作。位在我腦袋前方的布羅卡氏區對於發出聲音有困難，位於腦袋後方的韋尼克氏區則分不清楚名詞。

我的資訊處理流程似乎有一道很大的裂縫，我常常沒辦法發出我腦裡想著東西的音。雖然我腦子裡想著我要一杯水，而且浮現的圖像也是一杯水，但是我口裡卻吐出「牛奶」這個字眼。

雖說有人從旁糾正，對我有幫助，但很重要的是，不要幫我把話講完或是不斷的提示我。如果我真的想恢復這些能力，那麼我就得找出我腦袋裡的那個迴路，按照自己的時間表，努力練習。

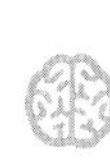
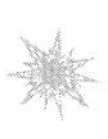

日子一天天過去，我變得愈來愈強壯，也愈來愈能進行體力活動。吉吉第一次帶我到院子裡，對我來說是一趟迷人的學習經驗。

當我站在門前走道上，我需要她教我，水泥人行道上畫著的線並不重要，我可以放心的踩。我連這些東西都得學，不然我是不會知道的。然後她又得教我，人行道邊緣那些線卻很重要，因為人行道與草坪相鄰處有一道溝，如果我不小心些，可能會扭傷腳踝。同樣的，這些我也必須學習，否則不會知道。

接著就是草皮。我需要知道草皮的質感與水泥地不同，站在草地上是沒關係的──我只需要注意維持平衡就好。

吉吉還讓我親自體驗走在雪地上的感覺，當我的腳在冰上打滑時，她則從旁扶著我。

要是她想帶我進行戶外運動，我就得重新學習這些地面的不同質感與特性，以及它們各自蘊含的危險。

她不斷的提醒我：「嬰兒每次拿到新東西時，第一個動作是什麼？」答案當然就是放進嘴巴裡去感覺。吉吉知道我需要直接用身體接觸這個世界，來學習身體的運動感覺。她真是一位了不起的老師。

即將來臨的手術，對我的能量會是一大打擊，而我也決定要讓自己的身體準備好來承受手術。我覺得當腦溢血發生後，我便失去了「明亮感」，而我的身體也覺得沉悶又疲憊。彷彿有一層紗把我和世界隔了開來。

楊恩醫生向我們保證，一旦動手術把我腦中的血塊移除，很有可能改變我的知覺，可能會讓我再度覺得「明亮」起來。我想，如果我能重拾明朗的精神，那麼不論手術後能恢復到什麼程度，我都會很快樂的接受自己。

我的公寓位在麻州文契斯特的一條熱鬧街道上，背後緊鄰著一座老人公寓社區。貫穿該社區的馬路是環狀的，吉吉會帶著我在那條路上步行運動。頭幾天我沒辦法走遠，但是憑著毅力，我們終於能夠走上一整圈了。天氣好的時候，我甚至可以走兩圈。

在天氣極冷或是剛下雪的日子，吉吉會帶我去附近的雜貨店採買，做為我的例行運動。她會進去買她的東西，而我則沿著走道到處走動。但這個環境很令我痛苦，原因有好幾個。

首先，強烈的水銀燈光逼得我常常得低著頭。吉吉鼓勵我帶太陽眼鏡來遮光，但是那對整間店舖裡的強力光線來說，沒有太大幫助。

第二，所有的食品包裝上有這麼多的文字資訊直衝著我而來，我感覺被眾多刺激疲勞轟炸。

第三，我會碰到陌生人，我的情緒很難適應這種經驗。因為我的臉一副茫然呆笨的樣子，我的動作又非常遲緩，和正常的顧客相比，簡直像是慢動作。別人很容易就看出我是一個有毛病的女人，很多人都提著籃子從我身邊呼嘯而過。有些人甚至會帶著我認為是輕視的表情，咒罵我或是抱怨我。我很難對抗這個環境裡的負面振動。偶爾，會有一個好心人扶我一把，或是對我微笑。

我發現，面對這樣一個繁忙的世界，非常可怕。

吉吉會趁著操作日常電器用品時，順便向我介紹它們。我變成接受她訓練的小跟班，精力足的時候，她走到哪兒，我就跟到哪兒。

誰猜得到，跑一趟自助洗衣店也會是一趟絕佳的復健？

我們先在公寓裡花了一些時間，把淺色衣物與深色衣物分開，然後小心的裝進袋子。來到洗衣店後，我們把袋子裡的衣物倒進洗衣槽。吉吉在我手心放了三枚銅板，分別是兩角五分、一角以及五分銅板。我對錢沒有一點概念，所以這也是她教育我的機會。

還是一樣，我腦袋裡負責通曉數學的細胞已經失靈了，所以要我處理像錢這般抽象的東西真是著實不易。當吉吉問我說：「一加一等於多少？」我停了一會兒，在腦袋裡搜索了一陣子，然後問道：「什麼是一？」我完全不知道數字是什麼，更別提錢了。感覺好像我人在外國，面對我並不了解的貨幣。

在洗衣店，我跟著吉吉有樣學樣的重複一些動作。等到幾台洗衣機都在差不多的時間停下來，我突然間從無事可做，變成忙不過來。首先，我們得將洗衣槽清空。然後在送衣物進烘乾機之前，必須先將笨重衣物與輕便衣物分開。

吉吉一邊做，一邊對我解釋整個洗衣流程。就我的精力來說，操作洗衣機還可以忍耐，但是坦白說，烘乾機的大結局卻是超過我的認知能力所能應付！我簡直不可能完成「乾衣機之舞」：要一邊抽出已乾的衣物，一邊快速的及時關上烘乾機的門，好讓它保持旋轉狀態。

我覺得很迷惑又沮喪，只想找個洞鑽進去，偷偷的舔自己的傷口。誰料得到，洗一趟衣服，也可以激發出一個人的恐慌情緒？

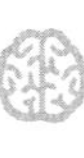
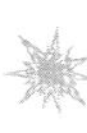
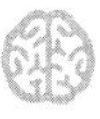

聖誕節很快就到了，吉吉和我邀請了我的朋友凱莉來我們家過節。我們三人一起布置我的公寓。聖誕節前夕，我們弄到一棵小聖誕樹，聖誕節當天，我們則到附近的Denny's連鎖餐廳享用晚餐，算是慶祝。

這是媽媽和我共渡過的最簡單、也最豐富的一個聖誕節。最重要的是，我還活著，而且正在復原中，其他都無所謂了。

聖誕節是一個歡樂的日子，但是再過兩天我就要走進麻州總醫院，讓醫生切開我的頭顱。從我的角度，手術前還得完成兩件事。一件與心理有關，一件與生理有關。

我的語言能力正慢慢的恢復中，對我來說，親自謝謝那好幾百位寄卡片、信件和花給我的人，是很重要的事。我非常渴望讓他們知道我很好，也很渴望謝謝他們對我的關愛，並期盼他們繼續為我接下來要動的手術代禱。這些遍布全美各地的人已經把我的名字報在許多代禱名單上，代禱團體從地方教堂到教廷都有。我可以感覺到大量的關愛向我傳來，而我想趁著自己還保有一點語言能力時，告訴大家我有多麼感激。

這場手術最大的威脅，不只在於我可能因此喪失才剛剛恢復的一點語言能力，也在於我可能永遠喪失流利說話的能力。既然那枚高爾夫球般大小的血塊，緊鄰我左腦兩個語言中心之間的神經纖維，在切除血塊的過程中，語言能力也有可能一起消除。如果外科醫生在切除動靜脈畸形時，必須同時切除部分健康的腦組織，那麼就有可能讓我永久喪失語言能力。

我已經復健到這個地步，任何倒退的可能性都令人不寒而慄，但是在我心中，我知道不論結果如何，不論我最後有沒有語言能力，我還是我，我們還是可以再度重新開始。

雖然我在嘗試閱讀及手寫文字（用到左腦／右手）方面，失敗得很慘，但是我可以坐在電腦前，順著我的思路，打出一封簡單的信（用到兩個半腦／兩隻手）。

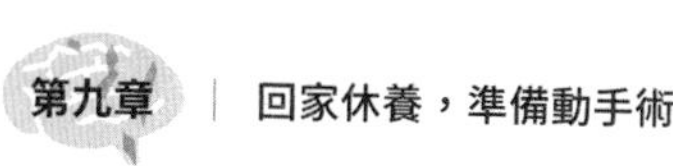

我花了好長的時間，在鍵盤上敲敲打打，我的身心連結能力總算設法把它完成了。這趟經驗最有趣的是，在打完一封信之後，我卻沒有辦法讀出剛剛才打完的信（用到左腦）！吉吉幫我編輯這些信，然後在我手術後第二天寄出，裡頭再伴隨著一張手寫的短柬。

自從我康復後，我聽說許多中風倖存者雖然不能說話（左腦），但是卻能唱出他們的訊息（兩個半腦）。這個美麗的腦袋，在尋找溝通之道時，竟然如此有彈性，如此足智多謀，真是令我嘆服！

我日日夜夜努力著，讓我的身體恢復強壯，以便承受手術的打擊。然而在我的頭骨碰上鋸子之前，我還有一個心願想要達成。

沿著我公寓那條街，往上走個五分鐘左右，有一片好幾英畝大的山林地，叫做飛思衛（Fellsway），裡面有幾個小小的湖。飛思衛一直是我的神祕園地。我常常在下班後，到這裡的松林小徑漫步，放鬆心情，而且鮮少遇到其他人。我會在這裡唱歌和跳舞，在這裡昂首闊步和祈禱。

對我來說，這裡是一個聖地，可以讓我和自然界交流，讓我返老還童。

我萬分渴望在手術前，再爬一次那陡峭的山坡，進入飛思衛。我想要站在那些巨大圓石的頂端，在微風中張開雙臂，去體驗生命力再度補充的感覺。

手術前一天，我在凱莉的陪伴下，慢慢爬上那個小山丘，實現了我的夢想。我站在巨大圓石的頂端，俯瞰波士頓的燈火，我在微風中擺動身體，緩緩的深呼吸。不論第二天的手術結果如何，我的這副身軀都是好幾兆個健康細胞的生命動力。

中風以來，我頭一次覺得身體強壯得足以承受即將到來的顱骨切開術。

第十章

立體定位顱骨切開術

一九九六年十二月二十七日早晨六點鐘，在吉吉和凱莉一左一右的陪伴下，我步入麻州總醫院，準備讓醫生切開我的頭顱。

現在每當我想到「勇氣」這個字眼，就會聯想到那天早晨。

打從我還是個小女孩起，就留了一頭金色長髮。還記得在奧吉維醫生幫我注射藥物之前，我對他說的最後一句話是：「嗨，醫生，我今年三十七歲，還沒結婚，請不要讓我變成一個大光頭！」等我說完那句話，他就把我弄昏了。

吉吉和凱莉對於手術時間拉得那麼久，頗為擔心。一直拖到那天黃昏，他們才終於被告知，我已進入恢復室。

一醒來，我就發現我的感覺不一樣了。我的精神確實又明朗起來，我覺得很快樂。在這之前，我的情緒一直相當的平淡。雖然我有在觀察這個世界，但是情感並沒有真正投入。

自從發生腦溢血後，我就很懷念我在兒時的熱情，如今總算鬆一口氣，覺得又能做自己了。當時我就知道，不論未來情況如何演變，帶著心裡這份喜悅之情，我都能面對，而且可以順利度過。

手術後醒來沒多久，我發現我左半邊的頭髮有三分之一被剃光了。頭上有一道九英寸的倒U字形傷痕——三英寸在我耳朵前方往上走，三英寸在我耳朵上方，另外三英寸在我耳朵後方往下走，上面貼著一大片薄紗布。醫生真是好心哪，保住了我右半邊的頭髮。

吉吉一踏入病房就脫口而出：「說一句話來聽聽！」當然，她最害怕的，就是不確定外科醫生是否必須切除我部分的語言中心神經，使得我從此無法開口。我輕聲回應。我們倆眼眶都濕了。

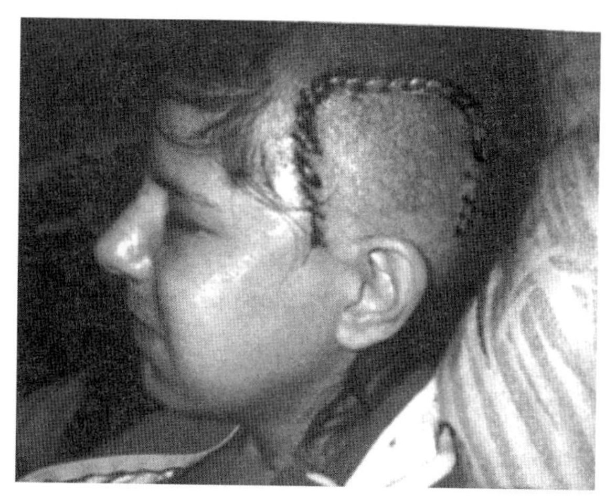

吉兒的九英寸疤痕

這場手術非常成功。

動完手術後，我在醫院又待了五天。在頭四十八小時，我求他們讓我的頭冰敷。我不知道原因，只知道我的腦袋感覺好像著火似的，冰塊可以舒緩那種火熱的感覺，讓我能夠入眠。

我待在醫院的最後一夜是新年除夕夜。半夜的時候，我起身坐在窗前，一個人，俯瞰波士頓鬧區的燈火。心想，新的一年不知道會怎樣。我想到這次經歷所帶有的諷刺意味——一個腦科學家中風了。我慶幸能夠重拾喜悅之情，以及這段期間所學到的東西。

我是一名中風倖存者！這個驚人的事實，令我深深感動。

第十一章

我最需要的

請注意，我開出一張「復原建議清單」做為這一章的總結，內容包括我在復健過程最需要的是什麼，以及我需要的評估方式。這份清單放在本書末尾的附錄裡，供你們參考。

復原，是我每天都要做的抉擇，為此我每天得下定一萬次的決心。我是否真的願意努力去嘗試？我是否真的願意隨時離開我新發現的極樂世界，去嘗試了解或重新加入這個世界？底線是，我到底願不願意忍受復原過程的痛苦？

在這個階段，我的資訊處理能力已經能充分體會：令我痛苦和快樂的事物之間的差異。在我右腦的異想世界裡神遊，是非常誘人而美妙的。嘗試進入我那擅長分析的左腦，卻令人非常痛苦。由於「我要嘗試」是一個有意識的抉擇，因此很關鍵的原因在於，照顧我的人都很能幹而且充滿關懷。否則，老實說，我恐怕根本懶得下苦工復健。

為了要讓自己寧願選擇充滿混亂的復原之路，而捨棄我剛剛發現的、左腦判斷力缺席時所特有的喜樂安寧，我必須將我的想法從「我為什麼要回去？」改造成「我為什麼要來到這個寂寥的地方？」

我發現，由於這次經歷，我充分理解到，任何人在任何時間，都可以觸及內心深處的平靜。我相信，這種涅槃經驗就存在我們的右腦意識中，任何時候，我們都能選擇進入我們腦袋裡頭的那一個部分。

有了這層體認，我變得很興奮，因為我個人的康復將可以為他人的生命帶來影響——不只是同樣從腦袋創傷康復的人，也包括世上所有有腦袋的人！我幻想，如果這個世界到處充滿著快樂和平的人，該有多好，於是，我變得更甘願為了康復而忍受必要的痛苦。

中風令我深深了解到：平靜只在一念之間，我們只需要讓霸道的左腦聲音靜下來，就能獲得平靜。

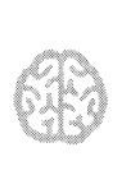
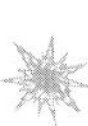
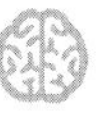

康復，不論你如何定義，都不是你可以獨力達成的，而我的康復更是完全受我周遭的人所影響。**我極度需要他人認定，我會完全復原。**

不論這個過程需要三個月、兩年、二十年或是一輩子，我需要他人對我有信心，相信我有能力持續學習、療養和成長。人腦是一個會不斷變化的奇妙動態器官。我的腦袋對於新刺激非常興奮，而且只要有足量的睡眠來平衡，它就能神奇的痊癒。

我曾經聽過一些醫生說：「你如果沒有趕在中風後的六個月內恢復原本的能力，那些能力就永遠沒指望恢復了！」相信我，這不是真的。中風後的八年期間，我注意到我的頭腦在學習和運作上頭，一直有顯著的進步，而第八年就是我認定自己身心都已復原的時候。

科學家全都知道，人腦具有極強的能力，可以變更神經的連結，變更的依據在於是否有刺激輸入。人腦之所以有能力恢復喪失的功能，就是因為這種「可塑性」。

我喜歡把頭腦假想成一個充滿小小孩的兒童遊樂場。這些小孩都很想討你歡心。（什麼？你認為我分不清楚「小孩」與「小狗」嗎？）

你到遊樂場去看看，你會看到這裡有一群小孩在踢球，那裡有一群小孩像猴子一樣在爬鐵架，另外又有一群小孩在沙坑裡玩耍。每一群小孩在玩的遊戲不同，但又有點類似，情況非常像是腦袋裡一組組不同的細胞。如果你把鐵架移走，原本爬鐵架的小孩會加入別組小孩，繼續玩其他玩得到的遊戲。

神經元也是一樣。如果你把某些神經元在遺傳上所預定的功能抹去，那些細胞要嘛因為缺乏刺激而死，要嘛另外找到一些新任務來執行。譬如說，就視覺而言，如果你幫某隻眼睛戴上眼罩，阻擋視覺刺激輸入到視覺皮質的細胞裡，那麼這些細胞就會轉向鄰近細胞，看看有什麼新功能可以讓它們貢獻一己之力。

復原期間，我需要身邊的人相信我的腦袋具有可塑性，有能力成長、學習並康復。

說到細胞的療養，我要再三強調充足睡眠的價值。我真的相信，腦袋最知道它自己的康復有哪些需求。就像我之前提過的，就我的腦袋來說，睡眠是「資料建檔時段」。

在清醒時刻，能量刺激大量湧入我的感官系統，於是光子刺激著我的視網膜細胞，聲波狂亂拍打著我的耳膜，令我筋疲力竭。我的神經元跟不上這些要求，很快就沒有辦法再分辨輸入的資訊。

在資訊處理最基礎的層次，刺激也是一種能量，而**我的腦袋需要保護，遠離可憎的刺激，也就是腦袋所認為的雜訊。**

在這段長達數年的期間，如果我不理會我腦袋所需要的睡眠，我的感官系統會承受極大的痛苦，而我的身心都會不堪負荷。我深信，如果我被安置在一般的療養院，每天醒來就看電視、服用利他能（Ritalin）藥物，並遵照他人擬訂的計畫表來復健，我一定會選擇多神遊一些，少努力一些。

對於我的復健而言，非常重要的是，我們都**尊重睡眠的療癒功效**。我知道在全美各地的療養機構裡，有著各式各樣的復健方法學，但我還是要大聲主張，在學習與克服認知困難的期間，不時穿插一些睡眠、睡眠以及更多的睡眠，會帶來極大的好處。

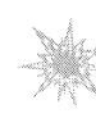

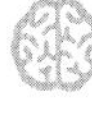

打從一開始，極重要的一點就是，照顧我的人准許我將過去的成就拋諸腦後，讓我重新尋找新志趣。**我需要他人愛我——但不是愛以前的我，而是愛我未來可能變成的那個人。**當我以往熟悉的左腦放鬆管制，不再處處限制我那更富藝術性與音樂創造性的右腦之後，一切都變了，而我需要家人、朋友、同事支持我重新發掘自己。

在我靈魂深處，我還是他們所愛的同一個人。但是由於受傷的關係，我腦袋裡的迴路已經不一樣了，我對世界的知覺也因此而改變。雖然我的樣子沒變，我走路、說話的方式最後也恢復到像中風前一樣，但是我的腦袋線路不同了，正如我的諸多興趣、喜好與憎惡也都不同了。

我的心智受損如此嚴重。我記得自己曾經想過，他們能不能沒收我的博士學位呀？我完全不記得任何解剖學的東西了！當時我就知道，我必須另找一個新的職業，一個適合我新發現的右腦才能的生涯。既然我一向喜愛園藝和照料草坪，我在想，這或許也是一個選項。

我萬分需要人們接納現在的我，容許我自由發展出由右腦所主宰的個性。**我需要身邊的人鼓勵我。我需要知道自己還有價值。我需要有夢讓我去追尋。**

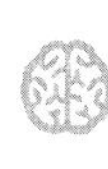
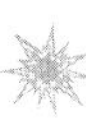
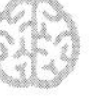

正如我先前說過的，吉吉和我天生都了解：**最重要的是，立刻讓我的頭腦系統接受挑戰**。我腦裡的連結損毀過，必須趕在連結消失或是完全忘記如何從事自個兒的任務之前，重新刺激它們。

我能夠成功康復，完全是靠著讓「清醒時的努力」與「睡眠時的停工」達到健康的平衡。手術過後的頭幾個月，我完全不看電視、講電話以及聽廣播談話性節目。那些不能算是真正的放鬆時段，因為它們會吸走我的能量，令我昏昏沉沉，使我喪失學習的興趣。

還是一樣，吉吉很早就明白，**要問我有多重選項的複選題，千萬不要問我可以用「是」或「不是」來回答的是非題。**被迫選擇時，我必須打開舊檔案或是創造新檔案。以「是」或「不是」來回答的是非題，並不需要真正動腦筋，而吉吉很少會錯過任何激發我的神經元的機會。

由於我的腦袋失去線性思考的能力，我必須重新學習照顧自己，包括如何穿衣服。我甚至需要別人教我「先穿襪、再穿鞋」，以及這樣做的道理何在。

但是，雖然我不記得日常用品的真正功能，我對於如何使用物品卻很有創意。而這個探索的過程也非常有意思，譬如說，誰想得到，叉子可以是絕佳的搔背器呢！

我的能量有限，所以每天都必須很小心的選擇要把力氣用在哪裡。**我必須定出自己最想恢復的能力選項，以免浪費精力。**

雖然我從不認為自己的智能有辦法恢復到成為科學家或教授的程度，但是我知道我有一個精采的故事要說，告訴大家腦的美麗與彈性——前提是，如果我能讓腦袋恢復活力的話。

我選擇把復健的焦點集中在能夠幫我恢復體力、手靈巧度以及認知流程的藝術活動上。因此，我決定要創造一件符合解剖學知識的人腦彩繪玻璃！

第一步，我需要有一張設計圖。失去大部分學術知識記憶的我，挖出過去的神經解剖學教科書，攤平放在地上，拼湊出我認為還算正確（以及有吸引力）的人腦圖像。

這個計畫可以鍛鍊我的大肌肉動作技巧、平衡感以及精細動作技巧，因為過程中需要切割並安排玻璃。這件作品完工後，真是美不勝收，讓我非常想要再做一件，而這件作品目前正高掛在哈佛腦庫裡。

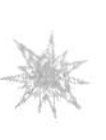
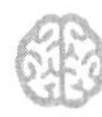

在中風前幾個月，我答應到費奇堡州立學院做一場公開演講。日期訂在四月十日，剛好是我中風滿四個月的日子。

既然我需要設定一個努力的目標，而且我最想恢復的正是流利的語言能力，因此我把它設定在中風後的第一次公開演講。我決定要參加費奇堡的演出，發表約二十分鐘的演說。我幫自己設定的目標是，不要讓聽眾察覺我是中風過的人。

雖然這是個野心頗大的計畫，但我覺得並非不可能達成。為了要完成，我展開多項策略。

首先，我得想辦法解決髮型的問題！因為手術後頭幾個月，我留了一種新髮型。手術時醫生只剃掉我左腦殼三分之一的頭髮，所以我現在看起來怪模怪樣的。不過，如果我把右邊剩下的頭髮梳過去，還是可以把九英寸的疤痕給遮住。但是新長出來的小毛髮不斷的從中竄出頭來，最有趣的是，要怎樣去掩飾這些直豎起來的新毛髮。

我的頭髮看起來很明顯有一部分是毛毛的，但是到了四月，我開始戴上很漂亮的小頭巾。我不曉得那天上台演講時，頭髮有沒有露出馬腳，也不確定有沒有人懷疑我前額怎麼會有兩個好像科學怪人頭上才有的凹痕（那是動手術時，固定頭部的立體定位裝置所留下來的）。

我非常賣力的準備費奇堡演講。第一個挑戰是，要能對著觀眾說出清楚又有智慧的話；第二個挑戰是，要像一位腦科專家。

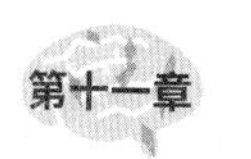

幸運的是，就在中風前幾個月，我在美國精神疾病聯盟全國性大會上所發表的一場專業演講，有全程錄影。因此，我恢復演講技巧的主要策略，就是反覆觀看這部影片。

我研究影片中的女人（就是我啦），在講台上怎樣運用麥克風。我研究她如何抬頭挺胸走上舞台。我傾聽她說話的聲音，聽她把單字串連起來的韻律，以及她如何藉由調節音量來感動台下聽眾。

我藉著觀看她，來學習她的作為。我藉著觀看這部影片，來學習重新做我自己，學習重新找回自己的行為舉止、走路姿勢以及講話的方式。

至於「要表現得像腦科專家」這個部分，雖然我從這部影片上學到許多人腦的知識，但是離專家還遠著呢！

影帶所傳達的資訊似乎太多了些，搞得我暈頭轉向。我不禁好奇，台下的觀眾會不會也有同感！不過，我確實學到了這堆科學術語的發音，反覆多次觀賞影片後，我也總算聽懂她的演講內容了。

我真的很喜歡學習有關捐腦的事情，我也曾暗想，中風那天早晨我如果死了，吉吉不知道會不會把我的腦袋捐出去。而我每次一聽到我以前唱的腦庫歌，就忍不住大笑，但同時覺得有股錐心之痛：惋惜那名唱歌的女子，如今已不存在了。

我盡量用心設計這段只有二十分鐘的演講，日以繼夜的演練了一個多月。只要演講中途沒有人打斷我，或是問我有關人腦的問題，我想我應該還過得去，不會讓人看出剛剛才中風過。

到了實際發表演講時，我的動作還是僵硬得像個機器人似的，但總算沒有錯過任何一張幻燈片，於是我帶著勝利的心情離開費奇堡。

雖然我不符合職能治療或是物理治療的條件，但在動完手術後的四個月期間，我花了很多時間進行語言治療。

對我而言，說話比較沒問題，閱讀的問題比較嚴重。吉吉已經教過我認字母，以及學那些彎曲線條的發音，但是要把它們串成一些單字，然後再附加上意義，實在超過我腦袋願意處理的程度。要讀懂文字，簡直是大災難。

語言治療師芮德（Amy Rader）第一次和我會面時，要我朗讀一則含有二十三樁事實的故事。她要我先大聲朗讀這個故事，然後回答她的問題。結果，二十三個問題中，我答對兩題！

我剛開始和芮德復健時，雖然我可以把字讀出來，卻不能幫那個從我嘴裡發出來的聲音，賦予任何意義。後來我一次可以讀一個字，並幫那個讀音賦予一個字義，然後再讀下一個字。

我想這裡頭的問題，大部分出在我沒辦法將某個時刻與下一個時刻連結起來，也就是沒辦法執行線性思考。只要我的每一個時刻都是獨立存在的，那麼我就沒有辦法將多個想法或是多個單字串連在一起。我打從心裡覺得，腦袋裡的閱讀細胞已經死透透了，我再也沒興趣學習了。

但是在芮德和吉吉的教導下，一週一週過去，我開始小有進步，逐步朝著下一目標推進。這令我精神大振，因為恢復詞彙能力，代表能夠重新取得我腦袋中失落的部分檔案。

雖然只是嘗試去做，就令我筋疲力盡，但是慢慢的，一個字一個字，很費力的，檔案打開了，而我也給重新引進曾經是我的那名女子的生命。

在吉吉耐心的導航之下，我終於找到了路徑，重新回到隱藏在我腦袋灰質裡的縫隙。

能夠成功康復，很重要的一點是，我們把焦點放在我的能力上，而非放在我的失能上。藉由每天都慶祝當天達到的成就，我始終把注意力放在自己的好表現上。

我決定不要去在乎自己到底能不能行走或說話，甚至最後能不能知道自己的名字。如果我能做到的只是呼吸，那麼我們也要慶祝我還活著——而且我們會一起深呼吸。如果我跌倒了，那麼只要能站起來，就值得慶祝。如果我流口水了，那麼會吞嚥就值得我們慶祝！

要注意我的失能實在太容易了，因為項目多不勝數。**我需要大家慶祝我每天達成的小勝利，因為那些成就不論多渺小，都能激勵我。**

到了一月中，也就是動完手術幾週後，我的左腦語言中心開始甦醒，並且再度對我說話了。雖說我很喜愛靜默的心智所帶來的幸福感，但是在得知我的左腦還有潛力恢復以往的內心對話時，我還是鬆了口氣。

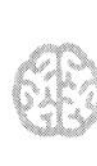

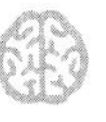

到了這個時候，我已經迫不及待的想把思緒串連起來，讓思想橫跨不同的時刻。而內心對話的線性，有助於替我的思想建立一個基礎和架構。

我成功康復的另一個很基礎的祕密是，我做了一個認知上的抉擇：**在復健過程裡，千萬不要用負面情緒阻擋自己的路。**在面對肉體與情感的治療時，保持一顆感激的心，能夠讓你走得長長久久。我非常享受這種從一個流程自然進入下一個流程的康復經驗。我發現，隨著能力的增加，我對世界的知覺也跟著增加。

基本上，我好像一個三歲小孩，渴望出去探索這個世界——只是不要離媽咪太遠。我試了很多新東西，達成很多小成就，也試過一些我其實還沒準備好去做的事。但我還是下定決心，千萬不要在情緒上擋自己的路，而這意味著在自我對話時必須很小心。

因為只要一個不小心，一天裡頭我就可能有無數次認為自己大大不如從前。畢竟我的確喪失了智能，很有理由自艾自憐。好在我很幸運，我右腦的喜悅與歡樂是這麼的強烈，它們一點兒都不想讓位給自貶、自憐或是憂鬱的情緒。

所謂不要擋自己的路，部分的意義在於：**我需要坦然接受別人給予我的支持、關愛與協助。**復健是一個漫長的過程，可能需要好多年才能稍微知道我究竟可以恢復到什麼地步。我需要讓我的腦袋療養，其中有部分的意思是，我需要懷著感激的心態接受他人幫忙。

在中風之前，我是個極端獨立的人。平常日子，我賣力研究科學，到了週末，我則是遊走各地的走唱科學家，並一手包辦所有家務與個人事務。我以前很不喜歡接受他人幫忙，但是處在這樣心智不完全的狀態下，我需要接受別人的協助。

就很多方面而言，我傷到左腦是很幸運的，因為少了語言中心裡的自尊部分，我變得非常樂於接受別人的幫忙。

我能成功康復，完全是靠著我能夠將每一件任務都切割成較小、較簡單的行動步驟。吉吉好像有魔法似的，總是知道我在通往下一個比較複雜的階段前，需要先具備什麼樣的能力。包括在我能坐直之前，先熱中練習搖晃、翻身，或是在走人行道時，先學會上面的線可以踩，這些小小的步驟都決定了我最終的成功。

由於我不能進行線性思考，**我需要每個人都先假設我什麼都不知道，這樣我才能夠從頭學習所有事物。**在我腦裡，片片段段的資訊再也兜不起來。譬如說，我可能不知道如何使用叉子，而且可能需要別人在不同場合多次示範。

我需要照顧我的人耐心教導我。有時我需要他們反覆指導我某件事，直到我的身體和腦袋都弄懂了我當時到底在學什麼。要是我沒有「弄懂」，那麼也是因為我腦袋裡有一個空洞，沒辦法了解或吸收資訊。

如果教導我的人提高聲音，我很容易就把自己封閉起來。好像不懂事的小狗受到斥喝，我會害怕那個人，覺得被他們的能量所排斥，我會容易變得不信任他們。很重要的是，照顧我的人必須記得我並沒有聾，只是我的腦袋受了傷。

最重要的是，我需要照顧者即使同一件事指導了二十次，都能帶著像第一次指導我時那樣的耐心。

我需要人們靠近我，不要怕我。我萬分需要他人的善意。我需要撫摸——輕撫我的手臂、握著我的手，或是在我流口水時，溫柔的幫我擦擦臉。

中風過的人如果是語言中心受損，很可能沒有辦法和訪客交談。我知道，健康的人在試著與中風過的人溝通時，可能會覺得不自在，但是**我需要訪客帶給我正面的能量**。

既然交談是沒指望的事，但是對於那些來探視我的人，哪怕只是短短幾分鐘，握一下我的手，輕柔緩慢的告訴我他們的近況、他們的想法，以及他們相信我一定會康復，我都非常感激。

我很不擅長面對那些充滿焦慮能量的人。我真的需要他人注意自己帶給我的能量。我們期盼每個訪客都能打開眉頭，敞開心胸，帶給我一些關愛。極度緊張、焦慮或是生氣的人，對我的療養都會造成反效果。

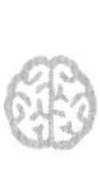

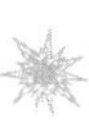

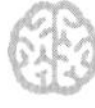

我學到最重要的事情之一，就是如何感應情緒的生理成分。喜悅成為我身體裡的一種感覺，平和也成為我身體裡的一種感覺。一想到我能夠感覺到某種新情緒受到引發，就覺得很有趣。我可以感覺到新的情緒在體內流動，然後釋出。

我必須學習新的詞彙，來幫這些「感覺到的」經驗加注。最美妙的是，我得知我有能力選擇是否要留住一種情緒，我可以讓它在我體內停留久一點，也可以讓它很快的流出去。

我都是依據內心的感覺來做決定的。當然有些情緒在流經我的身體時，會讓我覺得不舒服，像是生氣、沮喪或害怕等情緒。所以我告訴我的腦，我不喜歡那些感覺，也不想停留在那些神經迴路裡。我學會如何利用我的左腦，經由語言直接和我的腦袋對話，並告訴它我想要什麼，以及不想要什麼。

有了這層體認之後，我知道我再也不會回復舊日的個性。突然之間，我對於自己的感覺如何，以及那種感覺要持續多久，都變得更有自主權了，而我強烈拒絕重新啟動往日痛苦的情緒迴路。

注意各種情緒在體內的感覺，完全造就了我的復原。

我花了八年的時間，觀察我的心智如何分析腦袋中所有的東西。每一天都帶來新的挑戰與新的見解。當我重新發現愈來愈多的舊檔案，浮現出來的舊日情感包袱也愈來愈多，而我也更需要去評估，造成那些包袱的神經迴路具有多大的保留價值。

情緒治療是極為緩慢的過程，但是非常值得去做。當我的左腦日益強壯起來之後，我似乎很自然的就想要去「責難」其他人或其他事，把我的感覺或情境歸咎於他們。

但事實上，我知道沒有人能夠掌控我如何感覺，只有我自己以及我的腦袋能夠這麼做。我自身以外的任何事物，都沒有能力拿走存在我心與我腦中的平靜。那些完全操之在我。

我可能沒有辦法完全掌控生命裡發生的事，但是我絕對有辦法選擇如何去感知自己的經驗。

第十二章

康復里程碑

我最常被問到的問題是：「你花了多久才復原？」而我的標準反應是：「復原成什麼？」我並不是在耍嘴皮。如果我們要把復原定義為重新回復舊日的程式，那麼我現在也只能算是局部復原。

我非常在意有哪些情緒程式是我想要恢復的，哪些又是我不想恢復的（例如不耐煩、愛批評、嚴厲）。這場中風真是一個神奇的禮物，它使我得以選擇自己想要變成什麼樣的人。

中風前，我相信自己是大腦的產物，因此我沒有太多自主權來決定自己如何感覺與思考。然而中風之後，我開了眼界，見識到我對自己腦中的活動到底有多大的選擇權。

動完手術後，我身體康復的情況，與重建心智和重新尋回自己的身體意識相比，微不足道。

手術後，吉吉照料我頭上的傷口，讓它保持清潔，結果那三十五針疤痕癒合得好極了。我在生理上碰到最大的問題是左顳頷關節的毛病，那是手術所引起的，但在採用費登克萊斯療法後，很快就復原了。不過，手術疤痕倒是麻木了五年之久，而且我相信頭骨上的三個小洞直到第六年才完全癒合。

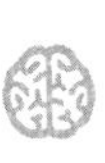

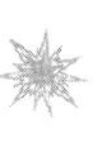

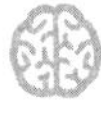

我媽媽是非常明智的看護者，她雖然很會保護我，但卻不會阻擋我的進展。在二月中，也就是我中風兩個月後，我便第一次隻身闖蕩世界。

當時我的語言能力還可以，應該不會讓我惹上麻煩（我們這樣希望），而且我必須獨自一人在外的時間也很有限。吉吉先開車送我去機場，並一直護送我到飛機的座位上。而一名朋友則等在旅程的另一端，準備接我。所以我其實並不需要獨自應付世界太久。

我很喜歡這趟初次離巢，把它當成我追求獨立的一大進步。有了這次成功的經驗，我很受鼓舞，準備冒更大的險。

中風後三個月，吉吉教我如何開車。操控一個架設在輪子上、以飛快速度行進的大鐵盒，同時還有一堆忙碌的人和你一樣在做這件事，只不過他們能夠一邊做，一邊吃東西、喝飲料、抽菸，以及，沒錯，一邊講電話，這些都在在提醒我，自己是多麼脆弱的生物，而生命又是多麼寶貴的禮物。

那時我的大腦還在與閱讀奮鬥，而學開車對我來說，最困難的莫過於記住文字標示。這顯然是一個大問題。甚至在我看到標示時，我對標示的理解還是來得太晚了。咦，那個綠色大標誌牌到底在說什麼呀？啊，該死！我又錯過出口了！

到了三月，吉吉認為我已經準備好，可以獨立生活了。雖然我距離完全恢復還早，但是她覺得在眾多友人的支持下，我已經可以準備單飛了。她向我保證，我如果需要她，只要打一通電話，她就會搭第一班飛機趕過來。我心裡有一部分對自己日益獨立很是興奮，然而更大的一部分是害怕。

再過幾週，就要面臨我能否重返過去生活的第一道考驗：費奇堡的演講。而那也使得我在剛開始獨立生活時，有事情可以專心。

那天，我的友人茱麗開車載我去演講，整個過程之順利，令我有些暈頭轉向的感覺（這是雙關語，因為真的有點頭暈）。我不只是能夠生存，而且活得很好。

我開始花一些時間，在家利用電腦幫哈佛腦庫工作。剛開始，我頂多只能每隔幾天做個幾小時。後來，我開始通勤去麥克連醫院上班，每週一兩天。事實上，對我來說，通勤比工作本身還要困難。

手術後，醫生要求我服用癲能停（Dilantin）藥物，以便預防我的腦發作癲癇，結果這讓我的情況變得更複雜。我這輩子從沒發作過癲癇，但是對於大腦顳葉區動過手術的病人來說，服藥是常見的療法。

和一般病人一樣，我討厭吃藥，因為那會讓我疲倦，老是昏昏欲睡。不過我最不滿意的是，藥物會讓我沒有能力知道「做自己是什麼感覺」。由於中風的關係，我對自己來說已經像個陌生人了，再加上藥物來攪和，我就更摸不著頭腦了。也因為這個經驗，我發現，我對某些人寧願發瘋都不肯服用有副作用的抗精神病藥物，更能感同身受。

還好，醫生後來同意讓我在每晚睡前服用所有劑量，好讓我的頭腦在早晨時可以感覺比較清醒。手術後，我服用癲能停將近兩年。

中風後六個月，我飛回印第安納州老家，參加高中畢業二十週年同學會。這是讓我打開舊檔案的絕佳機會。我最要好的兩個朋友陪著我，分享我們在特勒荷特南維哥中學念書時的種種。

這次同學會來得正是時候。我的腦袋剛好痊癒到既能吸收新資訊，也能打開舊檔案。參加同學會有助於讓我拼湊出年輕時的記憶。但是同樣的，由於我現在是中風過的人，很重要的是，我不能認為自己不如從前。那些老朋友都對我非常好，結果讓我享受了一段很愉快的恢復記憶時光。

六月的同學會過後不久，我參加了七月的美國精神疾病聯盟年度大會。我在這個組織為期三年的全國董事任期剛好結束，等於是正式卸任。

面對超過兩千名會員的聽眾，我準備了五分鐘的演說。手中抱著吉他，眼裡泛著淚水，心底充滿感激，我向這群了不起的人致謝，謝謝他們鼓勵我回來。我將永遠珍惜他們送我的那一箱卡片以及對我的激勵。我知道，要是沒有我的精神疾病聯盟大家庭做後盾，我是沒有辦法再度站在這裡的。

步行變成我日常生活裡很重要的例行活動。當你覺得自己彷彿是一道流體，那麼你就沒有辦法知道身體疆界的頭和尾。步行有助於讓我變強壯，讓我覺得自己也是固體。在頭一年裡，我設法做到平均每週有幾天去步行，每次走個三英里。

步行時，我手裡握著小啞鈴，邊走邊揮動手臂，像個野孩子——但是很有韻律的揮舞。我會確定務必運動到所有肌肉群，進行了肩帶、肩膀、手肘以及手腕的運動。路上很多人以奇怪的眼光看我，但是失去左腦自我中心的我，一點都不在意別人是否讚許我的行為。

拿著啞鈴走路，為的是幫助我恢復力氣、平衡以及姿勢。此外，還有一個朋友協助我，利用按摩與針灸，幫我辨識自己的身體疆界。

到了第八個月，我恢復全天上班，但是無論在體力或智力上，都不能完全勝任。我的腦袋有一股惰性，我沒辦法甩開。很不幸的，我的工作與一些複雜的電腦數據有關，而這部分，我知道自己是做不來的。

不只如此，由於中風，我非常敏銳的意識到，我在這個世界上只能擁有這麼一點點的寶貴時間。我想搬回印第安納州的老家。趁著爸爸、媽媽還在人世，多多與他們相處，成為我生命裡的一大要務。很幸運，我的老闆同意讓我以精神疾病的全國代言人身分，繼續幫「腦庫」工作，工作地點不限，而且她對我返回印第安納州老家也給予祝福。

中風後一年，我搬回中西部老家。這世界上我最喜歡的地方，就是印第安納州的布魯明頓。這是一座大小剛剛好的大學城，裡頭充滿了有趣和富創意的人——而且那裡還是印第安納大學的所在地。

回到家鄉，給我一種腳踏實地的感覺，當我發現我的新家電話號碼竟然是我的出生年月日，我就知道我終於來到我應該來的地方了！生命裡像這樣的巧合，讓我知道天時、地利都配合得恰恰好。

中風後第二年，我把時間都花在重建當時的場景，我盡量回憶中風那天早晨的經過。有一名完形心理治療師協助我用語言的方式，來呈現我右腦在那天早晨的經驗。

我相信，幫助他人了解我的頭腦在神經毀損過程的感覺，可以讓其他中風照顧者與中風倖存者的關係更密切。同時，我也希望有人讀過我的敘述後，如果經歷類似的症狀，可以馬上打電話求救。

我和達納基金會（Dana Foundation）的內文絲（Jane Nevins）及艾克曼（Sandra Ackerman）合作，打算把這趟經歷寫成一本書。雖然我們後來沒有做成，但是我永遠感謝他們的重視，願意協助我記錄這個我認為很重要的事件。

後來，當我的腦袋終於能夠再度學習大量資訊時，也就是我重返學術界的時候了。中風後第二年，位於印第安納州特勒荷特的洛斯胡曼理工學院（Rose Hulman Institute of Technology）聘請我去教授解剖生理學以及神經科學。

就我的角度來看，他們等於是付錢讓我重新學習我的專業細節。我發現，雖然我喪失了學術專有名詞的記憶（左腦的功能），但我依然記得所有構造的長相，以及它們彼此的關係（右腦的功能）。結果我把自己的學習能力逼到極限，天天如此，一整季下來，我覺得我的腦袋好像要因為使用過度而爆炸。

我真的相信，我的腦袋需要我用這種方法來挑戰它。我的進度必須比學生早一堂課。整整十二週，我都讓工作與適度的睡眠保持平衡，而我的腦袋表現得好極了。我永遠感謝洛斯胡曼理工學院應用生物暨生物機械工程學系對我的信心，他們相信我具備重執教鞭的能力。

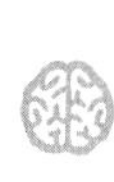
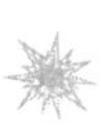
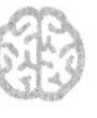

為了讓各位對我康復進展的年代表有一個概念，我把過程裡頭每一年的重點整理如下。

在中風前，我很喜歡玩撲克牌接龍遊戲，但在中風後三個年頭，我才有辦法再度集中心思來玩這種遊戲。生理方面，在花了四年時間手持啞鈴步行，一次三英里，一週好幾次之後，我才能夠以節奏平順的步伐來行走。

在這四年期間，我的頭腦總算變得能夠一心多用——即便只是很簡單的小事，像是一邊講電話，一邊煮麵。在這之前，我一次只能做一件事，換句話說，任何事情我都必須全神貫注才能完成。

而且在這段期間我並沒有怨言。我總是記得自己在剛剛中風後的狀況，因此每天我都會不厭其煩的細數自己的幸運，並謝謝我的腦袋，謝謝它對我的康復計畫，反應如此熱烈。有過另類的經驗之後，我把很多時間都用來感謝我的生命。

有一個項目我原先認為自己是永遠喪失了，那就是與數學有關的能力。然而讓我驚訝的是，中風後第四年，我的腦袋就可以開始應付加法了。減法與乘法能力的恢復，是在大約中風四年半之後；直到進入第五年，我才會做除法。藉由閃示卡的幫助，我終於把基本數學塞回我的腦子。

目前我還在玩任天堂的「腦筋鍛鍊」以及「大腦學院」遊戲。我認為所有年過四十的人，以及曾經中風過的人，都能從這類腦力訓練遊戲中獲益。

等到第五年結束，我已經能在墨西哥的渡假勝地坎昆海灘的岩石間跳躍自如，而不必時時看著自己的腳落在何方。對我來說，這是很大的成就，因為在這之前，我的眼睛都得時時注視著地面。

中風後第六年的大事是，我終於實現了一個夢想：我的體力好到能夠一次爬兩階樓梯。對於恢復身體的功能來說，影像是很有用的工具。我相信，專心想像能夠

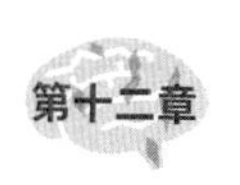

執行某些技能時的感覺，有助於讓我更快恢復那些技能。

自從中風後，我天天都夢想能跳過幾格階梯。我心裡一直記得那種放肆跳過幾格階梯的感覺。藉由在心底反覆播放這個場景，我讓這個神經迴路保持鮮活，直到我終於能讓身體與頭腦協調，真正完成這個動作。

這些年來，學術界的人對我都非常慷慨仁慈。剛開始，我很擔心同事會認為中風後的我比較沒用，而用施恩的態度對待我，甚至瞧不起我。然而，我很高興的發現，這些完全是多慮。

這場中風打開了我的眼界，不僅讓我見識到人腦的美麗與彈性，也讓我見識到人心的慷慨與大方。許多美好的人滋養了我的心靈，我衷心感謝所有人對我的善心。

雖然在中風後第二年開始，我就兼任哈佛腦庫的巡迴走唱科學家，但是直到中風後第七年，我才接受印第安納大學運動學系的兼任講師職務。

此外，由於教授大體解剖學一向是我最大的樂趣，我開始志願到印第安納大學醫學院的大體解剖實驗室工作。重遊舊地，教導未來的醫生關於身體的奇妙設計，對我來說始終是令人興奮的殊榮。

同樣在中風後第七年，我夜間需要的睡眠時間從十一小時減回九個半小時。在這之前，我除了一夜充足睡眠之外，還需要睡午覺。

在頭七年，我的夢淨是一些怪異的片段，是我腦袋裡的內容的反射。我的夢裡沒有人物和故事，只有一些不相干的零碎資料。我想，這反映出當時我的腦袋老是將一些神神經經的資料，拼湊成完整的影像。

後來，當我的夢境再度出現人物與故事時，反而嚇了我一大跳。剛開始，夢境的場景都是破碎的，而且沒什麼意義。不過，等到第七年底，我的腦袋在夜間變得非常忙碌，忙到讓我醒來時都不太覺得神清氣爽。

在復健的第八年期間，我對自己的知覺終於從流體回復到固體。我開始定期的從事曲道滑水運動，而且我相信，盡量逼迫自己的身體，有助於鞏固身體與腦袋之間的連繫。

坦白說，我雖然很慶幸再度成為一個固體，但我真是懷念那種自覺是流體的感覺。我很懷念那種不斷提醒我們和宇宙是合而為一的感覺。

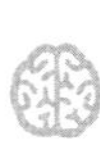
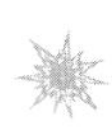
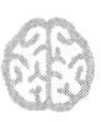

現在的我，過著我認為完美的生活。

我仍然會代表哈佛腦庫到處巡迴，擔任走唱科學家。我也繼續任職於印第安納大學醫學院。我還定期擔任中西部質子放射治療研究所（Midwest Proton Radiotherapy Institute）的神經解剖學顧問，這個單位專門利用精準導引的質子束來對抗癌症，就設立在印第安納大學的迴旋加速器中心裡頭。

為了要幫助其他的中風倖存者，我現在正在研發一套虛擬實境系統，讓個人能夠透過我所謂的「視覺引導意圖」，來進行神經方面的復健。

在體育方面，我熱愛一大早到夢露湖去滑水，黃昏時則固定在住家附近散步。在創作方面，我在家裡的藝術工作區創作出一些彩繪玻璃作品（大部分是人腦），而彈吉他也是我的固定樂趣之一。我仍然每天和媽咪談天，並擔任美國精神疾病聯盟的大布魯明頓地區分會的會長，積極參與相關的活動。

至於協助人們解放心中的平和、喜悅以及神奇的美麗，則已經變成我個人的目標了。

這些年來，我有機會把我的故事拿出來與好幾本雜誌的讀者分享，從《發現雜誌》、《歐普拉雜誌》，一直到美國腦中風學會發行的《中風連結雜誌》（*Stroke Connection Magazine*），以及國家腦中風學會的《中風聰明雜誌》（*Stroke Smart Magazine*）。

我從中風康復的故事，曾在美國公共電視網的「心海無垠」（*The Infinite Mind*）節目播出，而且直到現在，印第安納大學的 WFIU 電台[7] 上也還可以聽到我的故事的專訪。

另外，美國公共電視網有一個節目名叫「了解：神奇的人腦」（*Understanding: The Amazing Brain*），在美國以外的地區也有播放。我大力推薦諸位去觀賞這個了不起的節目，會使你更加了解人腦的彈性。

……

7 indianapublicmedia.org。

……

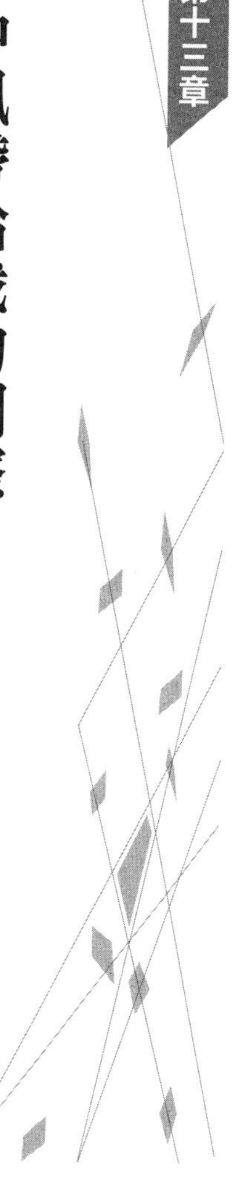

中風帶給我的洞察

經歷過這趟意外的深入腦袋之旅，我還能在生理、認知、情感與精神方面完全康復，真是令我慶幸與訝異。

這幾年來，要恢復我左腦的技巧尤其困難，原因有好幾個。當我喪失左腦神經網路的功能時，我喪失的不只是功能，也喪失了顯然與那些功能迴路相連的性格。恢復那些功能細胞，那些在解剖學上與情緒反應及負面思維相連了一輩子的細胞，是讓人心眼大開的經驗。

雖然我想要重拾左腦的技巧，但是老實說，有一些想從左腦廢墟中死灰復燃的性格，對於我右腦想要成為的那個人來說，卻已經不能接受了。因為不論從神經解剖學或是心理學的觀點來看，我這幾年的生活都著實迷人。

我不斷碰到的一個問題是，如果我想恢復某些記憶與能力，是否也必須重拾在神經學上與它們相連的影響、情緒或人格特質？

譬如說，我可不可能重新感知到自我，一個獨立存在、與萬物分離的固體，但卻不用恢復那些與自負、好辯、時時保持正確、或是恐懼生離死別相連的神經細胞？我能不能學會金錢的價值，但卻不用困在貧乏、貪婪或自私的神經迴路中？

我能不能重拾處世的能力，遵循階級遊戲，但卻不必喪失同情心或是人人皆平等的知覺心？我能不能重新與家人相處，但卻不用困在身為家中小妹的某些情結裡？

最重要的是，當我的左腦個性重新出現時，我是否還能保有這種新近發現的和宇宙相連的感覺？

我很好奇，我得犧牲多少新發現的右腦意識、價值觀以及相關性格，才能恢復我的左腦技巧。我不想失去和宇宙的連結。我不想感覺自己是獨立於萬事萬物的固體。我不想讓我的心智飛快打轉，快到再也無法觸及真我。

坦白說，我不想放棄涅槃。

但是我的右腦意識到底需要付出多大代價，才能讓我重新被評估為正常人？

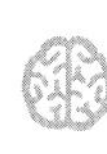
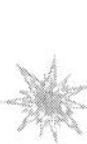
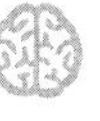

現代的神經科學家似乎很樂意從神經學的角度，闡述左右半腦具有不對稱的功能，但是很少人談到這兩個構造在心理學或性格上的差異。最常見的是，我們的右腦只因為不了解語言或是不懂得線性思考，就受到極端的貶抑。

以化身博士的故事為比喻，我們的右腦個性給描繪成缺乏自制力、有暴力傾向、低能且卑劣的無知者，甚至連意識都沒有，能把它擺脫掉最好！相反的，我們的左腦總是給吹捧成能言善道、具連貫性、懂方法、講道理的聰明之士，甚至是我們意識的主人。

在中風前，我左腦裡的細胞很能主宰右腦裡的細胞。因此我左腦裡善於判斷與分析的性格，也主宰了我整個人的個性。當我發生腦溢血，失去負責界定自我的左腦語言中心的細胞後，那些細胞再也不能壓抑我右腦裡的細胞了。有兩種非常不同的性格一直同時存在我頭殼中，但到這時，我才清楚看到兩者的輪廓。

我的兩個半腦不只是在神經學層面上以不同方式來感知與思考，而且它們會根據所感知的資訊類型，展現出不同的價值，因此也會表現出不同的性格。對於中風，我的洞察是，在我右腦意識的核心裡有一種特性，和我心深處的平和是直接相連的，這種特性完全獻身於世界的和平、愛、喜悅以及同情。

當然，這並不表示我相信自己具有多重人格疾患。多重人格比我所觀察到的要複雜得多。

傳統上，我們很難（甚至不可能）分辨自己的右腦性格與左腦性格，因為我們所感受到的自己，是具有單一意識的單一個體。然而，不需要太多引導，大部分人都可以很輕易認出這兩種不同的內在性格，即使不是針對自己，也是針對他們的父母或生命裡的重要人物。

我的目標是要協助各位，找出你的每一種性格所居住的半腦，如此一來，我們將更能認出這些性格的身分，或許可以讓我們更能掌握自己想在這個世界上成為什麼樣的人。在認出我們腦殼裡的誰是誰之後，我們可以採取更接近平衡全腦的方式來過日子。

許多人似乎都經常因為腦袋裡完全相反的兩極性格，而困擾不已。事實上，幾乎每一個和我談過的人都清楚意識到，自己的性格裡有一些互相衝突的部分。許多人會說，我的腦袋（左腦）告訴我去做某件事，但我的心（右腦）卻告訴我去做完全相反的事。有些人則會區分出自己所想的（左腦）和自己所感覺的（右腦）。還有一些人談到「頭腦意識」（左腦）相對於「身體本能意識」（右腦）。也有人拿我們的「小我心」（small ego mind；左腦）與「大我心」（capital ego mind；右腦）做比較；或是拿我們的「小我」（small self；左腦）與我們的「內我」（inner self）或「真我」（authentic self；都是右腦）做比較。

有些人喜歡說，我們有工作腦（左腦）與渡假腦（右腦）；另一些人則喜歡說，我們有學者腦（左腦）與外交腦（右腦）。當然，還有一種說法是男性腦（左腦）與女性腦（右腦），或者是陽性意識（左腦）與陰性意識（右腦）。

此外，如果你是心理學家榮格（Carl Jung）的信徒，那麼我們又有所謂的「感官心」（sensing mind；左腦）相對於「直覺心」（intuitive mind；右腦），以及「判斷心」（左腦）相對於「知覺心」（右腦）。

不論你用哪一種說法來描述你性格裡的那兩個部分，根據我的經驗，我相信它們解剖學上的起源，就是你那兩個大不相同的半腦。

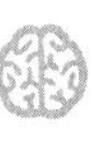
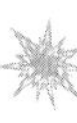
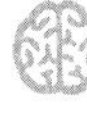

在復原的過程中，我的目標不只在於幫兩個半腦的功能性能力，找出健康的平衡點，也希望今後每一個時刻，我都能擁有更大的主權，來決定要由哪一種性格來掌控我的觀點。

我發現這一點很重要，因為我右腦性格最基本的特質是內在深處的和平與同情。我相信，我們如果花比較多的時間，來運轉內在的和平與同情迴路，那麼我們就會投射出更多的和平與同情到這個世界上，而最後，我們這個星球就會擁有更多的和平與同情之心。

結果是，我們愈清楚自己的哪一個半腦擁有哪種資訊，我們就愈能主動選擇要如何思考、感覺與作為，不只對每一個人如此，對於整個人類大家庭來說也是一樣。

從神經解剖學的觀點來看，當我左腦的語言及定向力聯絡區失去功能時，我卻經歷到更多右腦意識裡的內在深處的平靜。

幾年前，紐柏格（Andrew Newberg）與已故的達基里（Eugene D'Aquili）醫生做過一些研究[8]，很能幫助我們了解人腦裡的真實情況。這些科學家利用單光子放射電腦斷層攝影術，找出人類宗教能力或是靈修（神祕）能力的神經解剖學基礎。他們想了解，大腦裡哪些區域關係到我們進行意識變換的能力——例如從感覺自己是一個獨立的人，轉變為感覺自己與天地（上帝、涅槃、極樂）合一。

科學家邀請西藏的冥想者以及方濟會修女，到單光子放射電腦斷層儀裡頭冥想或祈禱。他們被告知，一旦他們達到冥想的最高點或是感覺與上帝神交時，就拉一下小棉繩。透過這些實驗，科學家發現在腦裡一些非常特殊的區域，有神經活動的轉變。首先，左腦語言中心的活動會減低，使得腦袋饒舌安靜下來。再來，定向力聯絡區的活動會減低，這區域位於左腦的後頂回。

在我們左腦中的定向力聯絡區，可以幫助我們辨識自己的身體疆界。當這個區域受到壓抑，或是顯露出由其他感官系統傳來的輸入減少時，我們就會看不見自己

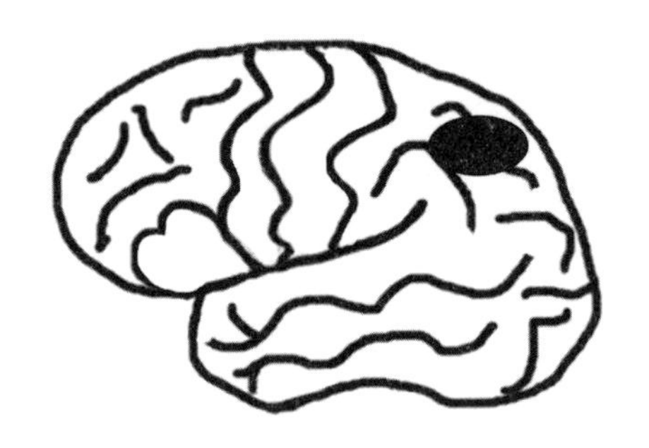

定向力聯絡區
（身體疆界、空間以及時間）

身體與周邊環境的分隔點。

多虧這些最新的研究，使得從神經學上也能解釋，為何當我的左腦語言中心沉默下來，而且左腦的定向力聯絡區不再能收到正常的感官輸入時，我的意識會從感覺自己是固體，轉變成自己是流體的知覺——亦即和宇宙合而為一。

8 請見 Why God Won't Go Away (NY: Ballantine, 2001) 一書，中文版《超覺玄祕體驗》由時報文化出版。

奇蹟

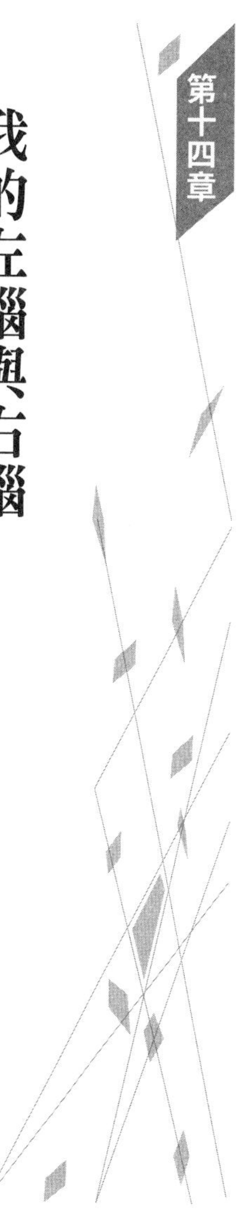

我的左腦與右腦

我知道，不論我的兩個半腦正在處理（或是沒有在處理）哪一種資訊，我所經歷到的自己，還是只有一顆腦袋的獨立個體。我相信，我們所展現出來的意識，是所有正在運作的細胞的集體意識，而我們的兩個半腦會互補，創造出一個天衣無縫的知覺世界。

如果我腦袋中辨識臉孔的細胞與迴路運作正常，那麼我就能從你的臉孔認出你來。如果它們不能正常運作，那麼我就會用其他資訊來辨識你，像是你的聲音、舉止或是走路姿態。如果我腦袋裡了解語言的細胞迴路完整無缺，那麼我就能聽懂你說的話。

如果我腦袋中負責不斷提醒「我是誰、家住何方」的細胞及迴路受損，那麼我對自己的認知就會發生永久的變化，除非我腦袋裡有其他細胞出面接管那些特定的功能。另外，和電腦一樣，如果我沒有文字處理程式，那麼我就沒有辦法表現這方面的功能。

我們在評估兩個半腦的獨特性格以及它們處理資訊的差異時，很顯然，它們展現的獨特價值體系會造成非常不同的性格。

有些人這兩類特性都培養得很好，很能善用兩個半腦特有的技能與性格，讓它們在日常生活裡互相支持、影響並調和。然而，另外一些人則完全是靠單方面的思考——要不是展現出極端僵化的思考模式，不斷在分析批評（極端左腦思考），就是經常與現實脫節，老是在異想天開（極端右腦思考）。

如果能在我們所擁有的這兩類特性之間，創造出健康的平衡態勢，將有助於讓我們一方面保持認知彈性，以便擁抱生命裡的變化（右腦），但在同時也能腳踏實地（左腦）。學習評估並善用我們的所有認知才華，能提升我們的生命，真正展現成生命的傑作。

想像一下，如果我們有心，就可能創造出多麼富有同情心的世界！

可悲的是，在現在這個社會裡，同情心已經變得愈來愈罕見了。許多人花了太多的時間和精力來貶抑、侮蔑並批判自己（以及他人）做了「錯誤的」或是「壞的」決策。

當你貶抑自己的時候，你可曾問過：在你腦袋裡，是誰在那裡吼罵，而挨罵的又是誰？你可曾注意到，這些負面的內在思考模式，容易造成愈來愈高張的內在敵意，以及（或是）增加焦慮度？更複雜的是，你有沒有注意到，負面的內心對話是怎麼影響你用負面的態度來對待他人，然後幫你招來什麼樣的後果？

我們人類是非常強大的生物。因為我們的神經網路是由迴路裡彼此溝通的神經元所組成，而神經元的行為很容易預料。

我們在意識上對某個特定迴路給予的注意力愈多，或是我們對某些特定思緒想的時間愈多，那麼只要有少許的外界刺激，那些迴路或思緒就會有更大的動力再度運轉。

此外，我們的腦是高度智慧的工具，擅長「尋找，就尋見」。我們給設計成專注於我們想要尋找的東西。

譬如說，我如果想尋找紅色的物體，那麼我就會發現世界上到處都有紅色物體。剛開始也許只有一些些，但是只要我花更多時間持續尋找紅色的物體，過不了多久，我就會看見到處都有紅色物體了。

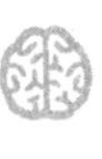
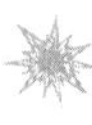
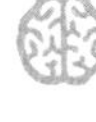

我左右半腦的性格不只對事物有不同的思考方式，而且在處理情緒以及塑造身體姿勢方面，也有顯著的差異。就拿目前來說，當我一走進房間，連朋友都可以從我肩膀的姿態或是我蹙眉的樣子，看出當時的我是由哪一個半腦當家。

我的右腦一心放在此時、此地。它熱情奔放，無牽無掛。它常常微笑，極為友善。

相反的，我的左腦則塞滿了各種細節，嚴格按照行程表來過日子。那是我比較嚴肅的一面。它讓我的下巴繃緊，它根據學到的經驗來下決策。它界定疆界，並判斷每一件事物是正確還是錯誤，或者是好還是壞。啊哈，沒錯，我那緊蹙的眉頭，就是左腦的傑作。

我的右腦只注重此時此刻的豐富。它充滿了感激，感激我的生命，感激我生命裡的每個人與每件事物。它很滿足、很慈悲、充滿關愛，永遠是個樂天派。

在我右腦性格的眼裡，世上沒有所謂好壞與對錯，萬事萬物都存在於連續的相對性當中。右腦接受事物的本質，並承認此刻的一切。

例如，今天的氣溫比昨天涼一點，它並不在乎。今天會下雨，那也沒什麼關係。右腦可能會觀察到某人的身材比另一個人高，或是某人比另一個人有錢，但是這些觀察都沒有評論的意味。

對於我的右腦來說，我們全都是人類大家庭裡的一份子。我的右腦並不會感知或是留意到地盤的概念，以及像是種族或宗教等等的人為界線。

這次腦溢血讓我受惠最大的是，我有機會重拾年輕的心，並強化與純真及內心喜悅相關的迴路。多虧這次中風，使得我能再度帶著孩子般的好奇心，自由的探索世界。感覺不到明顯且立即的危險，我覺得這個世界很安全，走在世間就好像走在家裡後院似的。

在我的右腦意識裡，我們全都相連，構成一幅人類潛能的宇宙大畫，生命是美好的，而我們全都是美麗的——只需要做我們自己。

我的右腦性格是勇於冒險的、喜歡慶祝的，同時也是社交高手。它對非語言上的溝通很敏感、充滿同情心，而且能夠很正確的解讀情感。

我的右腦樂意接受永恆之流，我和宇宙在永恆之流裡合而為一。右腦是我神聖心思的所在，它是善體人意者，是智者，是觀察者。它是我的直覺，是更高階的意識。我的右腦永遠都活在當下，不受時間牽絆。

在我右腦諸多天生的功能中，有一項是幫我找出當下的新見解，以便讓我更新帶有過期資料的舊檔案。譬如說，從小我就不吃南瓜，但是多謝我的右腦，後來我願意再給南瓜一次機會，而現在的我很愛吃南瓜了。

很多人都是用左腦來下判斷，而不願意踏入正途（step to the right，也就是踏入我們的右腦意識）來更新舊檔。我們當中有許多人，一旦下了決定，就永遠固守著那個決定。我發現，氣勢凌人的左腦最不樂意做的事，就是和心胸開放的右腦分享有限的腦袋空間！

我的右腦對於新的可能性以及跳脫框框的思維，持開放態度。它不會受限於我左腦所設立的法則與規矩，而思想框框正是由這些法規所創造出來的。也因此，我的右腦在嘗試新事物方面，非常有創意。它知道混亂是創造的第一步。

我右腦的運動感覺很好，反應靈敏，而且熱愛我的身體在世上流暢行動的能力。右腦專門注意我的細胞透過直覺所交流的微妙訊息，它也會透過觸摸與體驗來學習。

我的右腦頌揚它在天地之間的自由，而且不會受限於我的過去，或是擔憂未來可能的狀況。它很尊重我的生命以及我全身細胞的健康。而且它不是只關心我的身體；它也關心你的身體健康，我們整個社會的心理健康，以及我們與大地之母之間的關係。

我們的右腦意識感激體內每一個細胞，這每一個由分子組成的細胞（除了紅血球之外），都具有與原始合子細胞一模一樣的天分，而那個合子細胞正是我們母親的卵子與父親的精子加總而成的。我的右腦了解，我是五十兆個打造出我形體的分子天才，所合成的生命動力！（而它也經常為此高聲歡唱！）

右腦了解我們全都彼此相連的存在在結構複雜的宇宙裡，而它按照自己的節拍，熱情的大步前行。

從疆界知覺中解放出來後，我的右腦宣稱：「我是天地的一部分。我們全都是這個星球上的兄弟姊妹。我們活著，是要讓這個世界變成更為和平、也更為仁慈的地方。」我的右腦把所有生靈視為一體，而我希望你也能多親近你體內的這一部分性格。

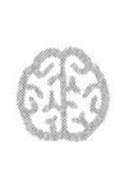
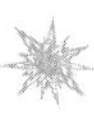
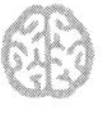

儘管我顯然很喜愛我的右腦對生命所抱持的態度、開放以及熱忱，但是我的左腦也同樣了不起。

請不要忘了，我剛剛用了將近十年的時間來努力恢復的，就是左腦的特性。我的左腦負責接收當下每個時刻的所有能量、所有資訊，以及我右腦所感知到的所有神奇的可能性，然後塑造成可以處理的東西。

我的左腦是我與外界溝通的工具。相對於我的右腦是以拼貼圖的方式來思考，我的左腦則是以語言方式來思考，而且左腦會不斷的對我說話。

透過腦袋饒舌，左腦不只讓我跟得上我的人生，同時還會顯示我的身分。透過左腦語言中心說「我是」的能力，讓我成為與永恆之流分離的獨立個體。於是，我成為和萬物分開的單獨固體。

說到整合資訊，我們的左腦確實是宇宙間最精良的工具之一。我的左腦性格很自豪它有能力去分類、統合、描述、判斷、以及批評分析所有事物。它非常擅長不斷的思考與計算。

不論我的嘴是不是正在說話，我的左腦都忙著推論、合理化以及記憶。左腦是完美主義者，也是公司或家裡的高明總管，它不停的說：「每件事物都有它的位置，而每件事物也都屬於它的位置。」

我們的右腦性格看重人道，然而我們的左腦性格關心的是自身的財務與經濟狀況。

論到行動，我的左腦可是了不得的一心多用者，而且喜歡同時執行愈多功能愈好。它是徹頭徹尾的工作狂，而且它把對自己的評價，部分建立在「我能把工作清單上多少個項目給劃掉」。由於左腦能進行連續性的思考，它是操作機械的高手。它有能力專注於差異並分辨特性，使得它成為天生的建築好手。

我的左腦在辨認模式上頭尤其厲害，因此很擅長快速處理大量的資訊。為了要跟上外界生活體驗的步驟，我的左腦處理資訊的速度出奇的快——比我的右腦快得多，右腦總是慢吞吞的。有時候我的左腦會變得狂躁，而我的右腦則可能會偷懶。

我們的兩個左右腦在思考、資訊處理上的速度差異，以及在思想、言語或行動的輸出速度方面的差異，部分原因在於它們各具獨特的能力，來處理不同類型的感官資訊。

譬如說，我們的右腦能接收波長較長的光。這麼一來，右腦的視覺感知到的是比較和諧或是柔和的色調。像這樣不夠銳利的知覺，使得右腦能把焦點放在比較大的圖像上，例如不同事物之間的關聯。同樣的，右腦能接收到我們的身體以及大自然汩汩發出的低頻聲音。於是乎，我們的右腦在生物學的設計上，和我們的生理是很一致的。

相反的，我們的左腦能接收到波長較短的光，因此更有能力清楚描繪出銳利的邊界。結果，左腦很擅長辨識相鄰物體之間的分界線。同時，左腦的語言中心比較適合接收高頻率的聲音，而這也有助於偵測、區分以及詮釋那些口語常有的高頻率音調。

我們的左腦最顯著的一項特色，在於編故事的能力。

左腦語言中心裡的「說故事者」部分，是特別設計讓我們根據最少量的資訊，來合理化外部的世界。它作用的方式是，先把它必須用到的所有細節給收齊，然後編成一則故事。然而最令人傻眼的是，左腦極為擅長杜撰一些內容，好把各項真實資料之間的缺口給填滿。

此外，我們的左腦在生產故事主軸的過程中，還擁有另一項驚人的能耐：它會製造替代的情境。而且，對於令你熱血沸騰的主題，不論是好事還是壞事，左腦都特別會逗留在那些情緒迴路中，然後不斷釋出各種「如果……那麼情況又會如何」的所有可能性。

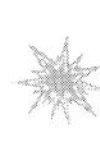

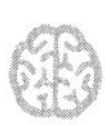

當我的左腦語言中心康復，開始行使功能後，我花了很多時間來觀察我的說故事高手，看它如何根據一丁點兒的資料就驟下結論。有好長一段時間，對於這位說

故事高手的奇行怪招，我都只覺得好笑。直到後來我才明白，我的左腦竟然全心期盼我整個腦袋都能相信它編造出來的故事！

在我左腦性格與技能重出江湖之際，很重要的一點是，我必須了解，我的左腦會盡可能善用手邊的資訊來做事。但是，我也必須牢記，在「我知道的事」與「我認為我知道的事」之間，其實有很大的落差。我從中學到的是，必須小心提防我那說故事高手愛惹事生非或是引發創傷方面的本領。

同樣的，我的左腦在熱心製造它宣稱是事實的故事之際，還有生產過剩的傾向——左腦會製造出一些思想模式的迴圈，讓它們一直在我心底打轉。對於許多人來說，這些思想迴圈運轉十分之猛烈，我們往往會發現自己習慣性的想像一些毀滅性的可能。

不幸的是，這個社會並沒有教導我們的孩子，需要非常小心守護他們的心靈園地。我們的心思在缺乏組織、檢查或規範的情況下，會自動滔滔不絕的運轉。由於我們沒有學過如何小心管理腦袋裡的思緒，我們不只很容易受到別人對我們的看法所影響，也很容易受到廣告或是政治操作的影響。

我左腦的一部分心智，是我選擇不要恢復的，那就是尖酸刻薄、憂心忡忡以及對自己或他人口出惡言的性格。坦白說，我就是不喜歡這些態度在我體內引起的生理感覺。那會讓我胸口氣悶，我可以感覺自己的血壓正在升高，而我那緊蹙的眉頭更是讓我頭痛。

此外，我希望，能將那自動刺激播放痛苦回憶的舊日情緒迴路，拋諸腦後。我發現生命太短暫了，沒有多餘的空間來保存過往的痛苦。

在康復的過程裡，我發現自己性格裡的頑固、傲慢、嘲諷以及嫉妒成分，都寄居在那受了傷的左腦自我中心裡。我的自我中心的這些部分，所具有的能耐，就是讓我變得輸不起、懷恨在心、撒謊，甚至去報復別人。

對於我那剛剛找到純真的右腦來說，喚醒上述這些人格特質，實在太難受了。

因此在恢復左腦的自我中心時，我花了很大的努力，有意識的選擇不要讓某些舊迴路跟著死灰復燃。

奇蹟

第十五章

掌握自己的主權

在我的觀點，「責任」（responsibility，相當於 response 加 ability）的定義，就是在任何時刻，我們針對感官系統所接收的刺激，選擇如何做出反應（response）的能力（ability）。

雖然有些邊緣系統的（情緒）程式會自動引發，但是這些程式從受到激發，到貫穿體內，然後完全從血液裡消失，全程不到九十秒鐘。

譬如說，我的憤怒就是一個會自動引發的程式化反應。一旦受到觸動，我腦袋所釋放出來的化學物質就會馬上洶湧通過全身，而我也會經歷到特定的生理反應。不過，從觸發開始，我的憤怒化學成分在九十秒鐘內，就會完全從我的血液裡消失，而我的自動反應也隨之結束。

然而，要是九十秒鐘後，我還在生氣，那麼就是因為我選擇要讓那個迴路繼續運轉。時時刻刻，我都要決定是否要逗留在我的神經迴路裡，或是回到當下，讓先前的反應如同那瞬間通過的生理現象般消失。

在深入認識了自己的左右腦之後，有一則消息真的很令人興奮，那就是在任何情況下，我永遠都可以選擇從另一個角度去看事情——就像是我的杯子現在是半空，還是半滿的？

如果你帶著怒氣與煩躁來找我，那麼我就得決定，是要反射你的怒氣，然後和你爭論（左腦），還是要很有耐心的，用同情心來對待你（右腦）。

我們大部分人都不明白，我們其實一直是無意識的決定要如何反應。我們太容易讓已設定的程式化反應（邊緣系統）給逮住，以致於一輩子都跟著自動導航系統走。

我已經學到，我的高等皮質細胞愈是關心邊緣系統的活動，我就愈能掌握自己的思想與感覺。藉由關心我的自動迴路所做的決策，我就能掌握自己的主權，多做一些有意識的決策。就長遠觀點來看，對於我這一生所招引來的事物，我自己負起責任。

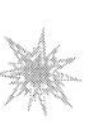

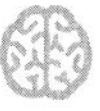

現在我花很多的時間來想「思考」這件事，只是因為我發現我的腦袋真是太有趣了。

正如蘇格拉底所說的：「沒有反省的生活，不值得過。」一旦明白我不必去思考會讓我痛苦的想法，世上再也沒有其他思想更能讓我覺得自己大權在握。

當然，去思考會讓我痛苦的事，也沒什麼不對，只要我能意識到是自己選擇要留在那個情緒迴路裡的。此外，知道當自己覺得夠了，隨時有意識喊停，不用繼續想下去，也是一種釋放。知道不論自己的身心狀況如何，只要我決定踏入右腦意識，並且把心思帶回當下，我就有能力選擇一顆和平與關愛的心（右腦），那真是一種解放。

我常常選擇透過不加批判的右腦眼光，來觀察周遭，讓自己保有內在的喜悅，同時也和情緒化的迴路保持距離。某件事物對我的精神會帶來正面還是負面的影響，由我自己決定。

最近有一次，我一邊開車，一邊隨著我最愛的金潔柯里[9]的CD大聲唱著：「我心充滿了喜樂！」然而令人懊惱的是，我因為超速被警察攔下來了。（顯然我是樂過頭了！）接到罰單後，我起碼得下一百次的決心，不要讓自己受影響。我心底一直有個小小的消極聲音，不斷的想要冒出它那醜陋的面孔，來讓我沮喪。它想要一而再的從各個不同的角度來細細回味這件插曲。然而，不論我怎樣看待這件事，結果都不會改變。

老實說，我覺得我左腦中那位說故事高手的執迷心理，根本就是浪費時間與精力。謝謝我的中風，我終於學到我其實握有主權，只要有意識的把自己帶回當下，就能夠停止思考過去的事。

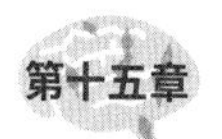

儘管如此，有些時刻，我還是會選擇以「一個與眾人分離的獨立固體自我」，來踏入世界。有時候，單單就是為了自我滿足，我在爭執或激辯時，會提升左腦內容與態度，以便對抗你的左腦內容與態度。但是我通常並不喜歡身體內帶有那種攻擊性的感覺，所以我往往會避開敵對的衝突，選擇以同情心面對。

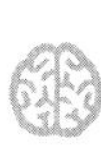
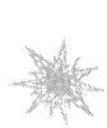
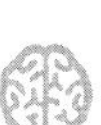

對我來說，和善待人非常容易，我只需要記得，沒有任何人是帶著行為指南來世界報到的。講到底，我們不過是生物性與環境交互作用下的產物。也因此，當我想到，我們的生物程式讓我們背著多大的痛苦情緒包袱，在世間打轉，我就會選擇以同情的態度，對待他人。

然而，我認同人都會犯錯，並不表示我就得委屈自己，或是去承擔你的行為及錯誤。你的事還是你的事，我的事是我的事。

但是，感受內心深處的和平，以及彼此和善對待，永遠是你我的一個選項。原諒別人，原諒自己，永遠是一個選項。把當下這一刻看成完美的一刻，也永遠是一個選項。

……

9 請見 www.jasonandginger.com。

……

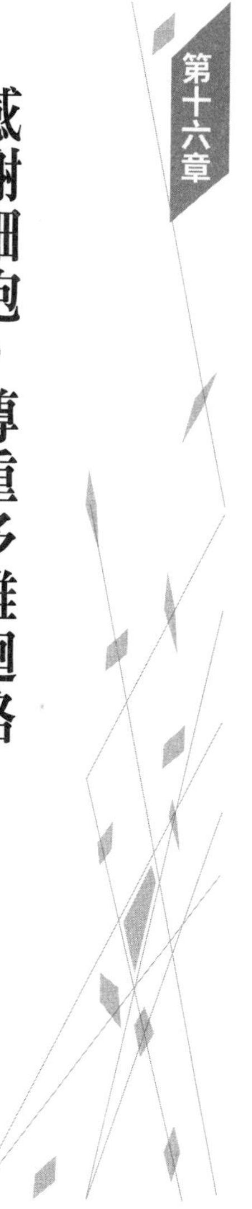

感謝細胞，尊重多維迴路

我的好友傑西夫（Jerry Jesseph）醫師的人生哲學是「和平應該是我們出發的地方，而非我們想要到達的地方」。我把這句話詮釋為，我們應該從右腦的和平意識出發，但是可以利用左腦的技巧來與外界互動。

同時，傑西夫還發明了一個新的名詞「雙向相通覺察」（dual interpenetrating awareness）來形容我們兩個半腦之間的關係。我覺得這個觀點很深刻，也很正確。感謝我們的胼胝體，將兩個半腦如此緊密的交織在一起，讓我們感覺自己是一個獨立的人。

然而，在明白我們其實有兩種非常不同的處世之道以後，對於腦袋裡頭要有什麼樣的思想，我們就可以刻意選擇掌握更大的主權，大到超過以前所能想像！

當我的左腦恢復快速處理資訊的能力後，變得再度能幹了起來。現在它完全上軌道，開始想恢復從前的生活，那種感覺像時速一百萬英里的飛快生活步調。

不消說，我左腦的語言中心與右腦的內在和平經驗之間既有的競爭態勢，也把我再度推回正常人的處境。我一方面覺得很激動，自己能夠恢復功能。但是，我害怕的成分更高。

失去左腦的經驗令我心眼大開，而能更正面的去看待經歷過各種腦部創傷的人。我常常想，缺少語言能力或是其他正常溝通能力的人，會得到什麼樣的洞見或特殊能力？對於那些和我們不同的人或是知覺不正常的人，我不會為他們感到難過。因為我明白，憐憫是不恰當的反應。

對於那些和我們不一樣的人，我不但不會覺得厭惡，反而很想和他們建立起某種有意義的連結，即便只是眼神交會、仁慈的微笑，或是適當的肢體接觸。

當我對自己的生活負起責任後，我讓自己坐上主控位置，開始接掌大權。為了要在這個旋轉速度快得嚇人的世界裡保持精神健全（和平的心），我一直非常賣力的在左腦與右腦之間，維持一份健康的關係。我很高興得知，我可以一方面像宇宙般寬廣，另一方面又可以只是一小把星塵。

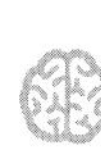
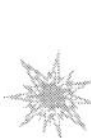
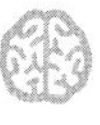

每個人的腦袋都不一樣，但是我很願意分享一些我腦袋的事情。

看來，我愈是能夠意識到自己如何影響周邊的能量，我就愈能掌控我遇到的狀況。為了監督自己的生活，我非常密切注意周邊的事物如何流動，或者是不流動。對於我所引來的事物，我會負起責任，並有意識的隨時調整自己。

這並不代表我能完全掌控發生在我身上的事。然而，我卻能掌控自己如何去思考或感受這些事。即使是負面的事件，也可以當成很有價值的生命課程，只要我願意踏上正途（右腦），以熱情來體驗自己的遭遇。

現在我左腦的語言中心和說故事者都已回復功能，我發覺腦袋裡不只有一堆奇怪的故事在打轉，而且還有逗留在負面思考模式中的傾向。我發現，想走出這些反彈的負面思想或情緒迴圈，第一步必須先承認自己受困在其中。

有些人天生就很注意腦袋對自己說了什麼。但是，我在大學裡的許多學生卻一直抱怨說，光是留意腦袋對自己說了什麼，就累死人了。學習從一個純旁觀、不批判的角度來傾聽你的腦袋，可能需要練習與耐性，可是一旦你能掌控這種意識，就能擺脫你腦袋裡的說故事高手，所製造出來的憂煩事端與創傷。

當我清楚知道，我的腦袋正在執行什麼樣的認知迴路時，我就會把焦點放在這些迴路的生理反應所帶給我的感覺上。我是否變得警覺？眼睛的瞳孔是否放大了？我的呼吸有沒有變深或變淺？胸口有沒有氣悶的感覺？我的頭有沒有發暈？我是否覺得反胃？有沒有感到痛苦或焦慮？我的腿有沒有顫抖？

舉凡恐懼、焦慮或生氣的神經迴路，都可能受各種不同刺激所引發。然而，一旦引發後，這些不同情緒卻會製造一些預料中的生理反應，而這些反應都是能藉由自我訓練來觀察到的。

當我的大腦在執行一些嚴厲批判、毫無建設性或是失控的迴路時，我會先等個九十秒鐘，讓這些情緒及生理反應消散後，再對我的腦袋說話，採用對一群小孩說話的方式。我會很誠懇的說：「我很感謝你們有能力去想一些念頭，以及感受情緒，但是我真的沒興趣再去想這些念頭，或是感覺這些情緒了。所以拜託你們不要再提了。」

基本上，我會有意識的請求我的腦袋，不要停留在特定的思考模式裡。當然，不同的人有不同的做法。有些人會用這樣的詞句：「取消！取消！」或是對著自己的腦袋宣稱：「我很忙！沒工夫理會！」又或是：「夠了，夠了，太過分了！現在給我停掉！」

不過，想要單單靠內心「真我」的聲音，來傳話給腦袋裡的說故事高手，通常是不夠的，因為它就是被授予要執行它的正常功能。我發現，當我為這些詞句賦予適當的情感，而且用真誠的情感去想這些話，我的說故事高手會比較接受這種類型的溝通。

要是我真的沒辦法叫腦袋聽話，我就會幫這些訊息加上一些肢體動作，像是伸出一根手指輕輕搖晃，或是手叉著腰、站定身子。就像母親在斥責小孩時，如果採用幾種方式多管齊下，強烈傳達她的意思，通常會比較管用。

我全心相信，體內百分之九十九．九九的細胞都希望我能快樂、健康和成功。然而，有一小部分的說故事高手，似乎並非無條件的支持我變快樂，而且它們極為擅長鑽牛角尖，引發一些有可能破壞我內心平靜的思想模式。

我幫這群細胞取了好些名字，其中我最喜歡的包括「花生米觀眾席」、「董事會」以及「負面、卑微的內心聲音」等等。這群屬於我語言心智的神經細胞，在執行不幸及陰暗的迴路這方面，本領很是了得。這些細胞會進入我們的嫉妒、恐懼與憤怒的屬性裡。每當我們發牢騷、抱怨以及逢人就訴苦時，它們的精神可就來了。

碰到細胞極為不聽話時，我會用「真我」的聲音，幫語言中心的花生米觀眾席設定嚴格的時刻表。在早晨九點到九點半，以及晚上九點到九點半這兩個時段，我准許我的說故事高手大肆發牢騷。要是不小心錯過牢騷時段，它們就不准再抱怨，必須等到下一次牢騷時段。

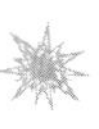

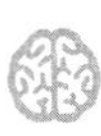

我的細胞很快就知道，我是很認真的不准它們逗留在那些負面的思想迴路中。我必須很堅持，而且要有決心盯牢腦袋裡所執行的迴路。

我衷心相信，留意我們腦裡的自我對話，對於我們的心理健康至關緊要。我認為，想尋求內心深處的平靜，第一步就是下定決心，不接受內心的惡言惡語。

對於我來說，得知我腦袋裡那個負面的說故事高手的體積只有一粒花生米大，真是令我士氣大振！想想看，要是那一小團難纏的細胞能夠保持緘默，人生該有多美好。但是恢復我的左腦，也意味著我必須再度讓那團細胞發聲。

然而我已經學會，為了維護我整體的精神健康，我有必要勤加照料我的心靈園地，看緊那些細胞。

我發現，我的說故事高手只需要少許的紀律即可，這些紀律是由我的意識心智下達的，規定我想要的事，以及我所不能接受的情況。多謝我們之間的公開對話，讓我的「真我」更有權力掌控這一團特定的細胞，因此我也很少停留在我不想要或是不適當的思考模式裡。

話雖如此，我那說故事高手用來應付這些命令的花招，還是常常讓我啞然失笑。我發覺這些細胞好像小孩似的，會挑戰我內心的意願，並測試我的信念強度。

接到閉嘴指令時，它們通常會暫停一下，然後立刻又重新啟動被我禁止的迴路。

如果我沒有非常堅持要思考其他的事情，並刻意引發一個新的思想迴路，那麼這些不受歡迎的迴路會再度壯大聲勢，開始席捲獨霸我的腦袋。為了對抗它們的活動，我隨時準備三件能讓我的意識轉向的事物，以備不時之需：一、去回想某件我覺得很迷人、很願意深思的事物，二、去思考某件能帶給我極大樂趣的事物，或是三、思考某件我想要做的事。

每當我迫切需要轉換心思時，我就會使用這類工具。

另外我也發現，在我最不想要這些負面迴路的時候，例如身體疲累，或是情緒脆弱時，那些傷人的念頭似乎特別喜歡冒出來。不過，如果對於腦裡所說的話，以及它們帶來的生理反應，我愈能保持警覺，我就愈有權力選擇自己願意思考的主題和感覺。

如果我想保有內心的平靜，我必須甘願時時刻刻、持續不斷的守護我的心靈園地，而且還要甘願每天下定一千次的決心。

我們的思考模式是建立在豐富的多維迴路（multidimensional circuitry）裡的，而我們可以學會如何仔細審視這種迴路。

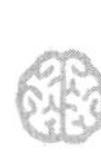

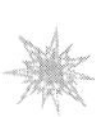

首先，每個思想模式都有一個主題——也就是我們在認知方面會想到的事物。譬如說，我想起我的小狗妮雅，她生命的最後八年裡，花了很多時間趴在我腿上，陪伴我寫這本書。有關妮雅的思緒，是我腦裡的一個特定迴路。

第二，每個思想模式可能會（或不會）伴隨另一個我已經知道的相關情緒迴路。以妮雅為例，我一想到她，就會感到強烈的喜悅之情，因為她是非常可愛的小動物。在我的腦海裡，關於妮雅這個主題的迴路，與喜悅之情的迴路是密切相連的。

最後，這些特定的思想迴路與情緒迴路，也可能與某些更複雜的生理迴路相連，後者一受到刺激就會產生可預期的行為。

好比說：當我想到妮雅（思想迴路），我感到一陣喜悅之情（情緒迴路），同時常常會覺得極度興奮（生理迴路），然後做出一些小狗的動作（多維迴路）。我會立刻發出像小孩一樣的嗓音，瞳孔也會變大，我的快樂藏都藏不住，我會不自覺的晃動身子，好像在搖尾巴似的！

然而，除了這個興奮的模仿迴路之外，有些時候我一想到妮雅，就會覺得極為哀傷——哀悼這位死去的四條腿好友。在思想發生變化，以及思想底下所蘊藏的情緒和生理反應發生變化的這一刻，我的眼眶可能會充滿了淚水。陷入哀傷迴路的我，胸口發緊，呼吸急促，情緒變得非常低落。這時我會覺得膝蓋無力，精力渙散，然後整個人陷入黑暗的迴路裡。

這些激動的思維與情感，都有可能立刻跳進我的腦袋，但還是一樣，經過九十秒鐘後就會離開，我有能力在意識上選擇我想要逗留的情緒及生理迴路。

我相信，我們必須非常小心，留意自己花了多少時間停留在生氣或沮喪的迴路中，因為這深深關係到我們的健康。如果在這些充滿情緒的迴路裡逗留太久，可能會對我們的身心健康帶來毀滅性的結果，因為這些迴路對我們的情緒與生理迴路具有強大的影響力。

不過話雖如此，當這些情緒來襲時，我們仍然要心懷尊重。當我被這些自動迴路所感動時，我會謝謝我的細胞們，謝謝它們有能力體驗這些情感，之後我再決定把思緒拉回當下。

在「觀察迴路」與「投入迴路」之間，找出一個平衡點，對於我的療養非常重要。雖說我很慶幸自己的腦袋能夠經歷我全部的情緒，但是對於在任何特定迴路裡要逗留多久，我十分謹慎。

就我所知，要有效移除某個情緒，最健康的做法是，在該項生理迴路找上我時，先完全順從這種情緒。我只要把自己交付給該迴路，讓它跑完九十秒鐘的運作期。這些情緒就像小孩子一樣，有人聽它，有人承認它，就沒事了。這些迴路的強度與頻率，通常會隨著時間而減低。

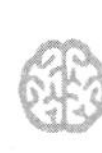
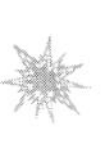
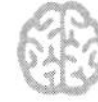

除了花許多時間與我的腦細胞交談之外，我還會常常和全身五十兆個由分子組成的天才細胞，舉行盛大的同樂會。我實在太感謝它們能夠活下來，而且彼此合作

無間，因此我完全信任它們終會還我健康。

我每天醒來第一件事，以及睡前最後一件事，就是抱著枕頭，誠心感謝我的細胞又給了我美好的一天。我甚至願意大聲說出來：「乖女孩，謝謝你們。謝謝你們又給我美好的一天！」

然後我會在心裡以強烈的感激之情，再道謝一次。接著，我會懇求我的細胞，拜託，請治療我，而且我還會想像免疫細胞回應的模樣。

我以開放的心和感恩的腦，無條件的愛惜我的細胞。在一天當中，我常常會感謝它們的存在，並熱烈的為它們加油。我可以成為將能量散發到世間的美妙生物，完全都是細胞的功勞。

當我的大腸蠕動，我為我的細胞將廢棄物排出體內而歡呼。當我排尿時，我稱許膀胱細胞的儲存功力。當我肚子餓得難受，卻沒有東西可吃的時候，我會提醒細胞：不要忘了臀部還有許多燃料（脂肪）。當我覺得受到威脅，我會謝謝細胞，感謝它們有能力戰鬥、逃跑或是裝死。

同時，當身體對我說話時，我會傾聽。當我覺得疲倦，我會讓細胞睡覺。當我覺得懶散，我會讓細胞去運動。當我疼痛時，我會安靜下來，呵護我的傷處，並且在意識上屈從這份疼痛，這樣做有助於讓它消散。因為疼痛是我們的細胞用來與腦袋溝通的工具，等於告訴腦袋，身體某處受了傷。我們的細胞之所以刺激痛覺受體，是為了要叫我們的腦多加留心。一旦腦袋知道疼痛的存在，疼痛的目的就算是達成了，而痛楚也會減輕或消失。

就我看來，專注的人腦是全宇宙最強大的工具，而且我們的左腦透過語言的使用，有辦法指揮（或妨礙）我們的生理療養及康復。我那擅長語言的左腦自我心智，具有啦啦隊長的功能，可以幫我全身五十兆個分子天才加油打氣，每當我鼓勵我的細胞說：「加油啊，女孩！」我就忍不住想到，這樣會在我體內引發某種振動，有助於提升體內的療養環境。

我深信，當我的細胞全都健康快樂，我就會健康快樂。

但是這些並不表示，真正罹患嚴重精神疾病的人，也能完全掌控自己的心思。然而，我還是相信，所有嚴重的精神疾病徵狀都源自一項生物學基礎：哪些細胞利用化學物質來與另外一些細胞交流，以及這些化學物質的量有多大。腦科學研究已經快要參透潛藏在精神疾病下方的神經迴路，而且隨著知識的增加，我們會更加了解，如何幫助所有人更有效的監控並照料自己的心理健康。

在治療方法上，我們有能力影響腦部的細胞，化學方面可透過服藥，電流方面可透過電刺激，認知方面，則可以藉由心理治療。在我認為，醫學治療的目的在於增進我們「分享共同現實」的能力。有些人很願意嘗試各種方法，希望能有助於讓自己與其他人產生連結，我很讚許這種人。

但是很不幸的，診斷出罹患思覺失調症的人，有百分之六十都不承認自己有病。他們不想尋求治療或是輕忽治療，而且還常常酗酒或濫用藥物。即便是服用「娛樂性藥物」，都會減損我們分享共同現實的能力，也無益於個人健康。

雖然有些人主張，人有發瘋的權利，但是我認為，不論造成他們腦部疾病或創傷的原因為何，保持精神健全以及能夠分享共同現實，才是每個人的公民權。

第十七章

尋求內心的平靜，達到涅槃

這次中風帶給我無價的禮物，我終於知道，內心深處的平靜只在一念之間。過得心平氣和，並不表示你的生活總是一帆風順，但那表示你有能力在緊張紊亂的日常生活中，進入喜悅的心理狀態。

我知道，對許多人來說，我們的「思考腦」距離我們的「熱情心」好像有幾里路遠似的。有些人可以自在跨越這層距離；有些人則完全沉浸在絕望、憤怒與悽慘的情緒之中，單單是「平靜的心」這個想法，就令他們覺得格格不入、而且不可靠。

根據我失去左腦的經驗，我全心相信，內心的平靜是一種位在右腦的神經迴路。這個迴路不停的運轉，而且隨時準備讓我們進入。平靜的感覺只發生在當下時刻，我們無法把這種感覺從過去帶來，或是投射到未來。要經歷內心的平靜，第一步就是要願意活在當下，活在此時、此地。

我們愈是能意識到內在平靜迴路何時運轉，就愈容易蓄意選擇逗留在那個迴路裡。對有些人來說，要辨識內在平靜迴路何時運轉，非常費力，這是因為我們的心思讓其他念頭給分散了。這一點很合理，因為我們西方社會一向比較推崇並獎賞「做事的」左腦，勝過「存在的」右腦。

因此，你如果覺得評估右腦迴路的意識很困難，那麼很可能是因為你把從小到大被教導的事情學得太好了。恭喜你的細胞能夠成功學習，但同時我們也要明白，正如我的好友竇明苟（Kat Domingo）博士說過的：「開悟（enlightenment）不是一段學習的過程，而是一段不學習的過程。」

既然我們的左右半腦會合作創造出一個「以片段時刻為基礎」的現實知覺，我們等於是隨時都在鍛鍊右腦。在你與當下連結時，有一種微妙的感覺（以及生理反應）貫穿體內，一旦你學會辨識它，你就能訓練自己按照你的意志，重新啟動那個迴路。

在此，我要與各位分享幾種方法，能夠提醒我回歸此時此地，回歸平靜右腦的意識與性格。

天人合一，默想當下

想感受內在的平靜時，我要做的第一件事，便是記得自己是一個更大的架構中的一部分——這個架構就是一道永恆的能量與分子流，是我無法抽離的。知道自己是宇宙流裡的一部分，讓我感覺到一股自然而生的安全感，而世間的生活就像天堂一般。

想想看，如果我和宏觀的宇宙密不可分，天人合一，又怎麼可能自覺脆弱呢？我的左腦把自己想成一個可能會失去生命的脆弱、獨立個體。我的右腦卻明白，生命存在的精華是永生的。

雖然我可能失去一些細胞，可能失去感知三維空間世界的能力，可是我的能量將只不過是——被吸回到那極樂世界的寧靜海。知道這一點，讓我滿心感激我在此地所擁有的時間，也讓我熱忱的協助我全身的細胞謀求福祉，是它們構成了我全部的生命。

為了要回到當下時刻，我們一定要有意識的放慢心思。要做到這一點，首先你得下定決心不要急。你的左腦可能很急、在想東西、在審慎思考、並且忙著分析，但是你的右腦卻是非常的溫柔平和。

此刻，你除了在讀這本《奇蹟》之外，還在做什麼？除了閱讀之外，你是否還在運轉其他的認知迴路？你是不是有在看時鐘，或是身處於忙碌的場所中？

先去察覺你心裡有哪些不相干的思緒，然後謝謝它們的服務，請它們暫時沉默一下。我們並不是要趕它們走，只是按下暫停鍵幾分鐘而已。儘管放心，這些思緒哪兒都不必去。等你準備好要重新與你的說故事高手會合時，它就會馬上跳出來工作。

嚴格說來，當我們停留在認知思緒裡，而且某些心智迴路也在運轉時，我們就不能算是活在當下。我們仍然在想一些已經發生過的事，或是想一些還沒發生的事，雖說我們的身體是處在此時此地，但是我們的心思卻在別的地方。且讓你的意識從這些令你分心的思緒中轉移出去，以便把自己拉回來經歷當下時刻。

如果可以，不妨想一想你的呼吸。既然你正在讀這本書，你很可能坐得舒舒服服的。現在請你深深吸一口氣。儘管吸。把空氣吸入胸腔，注視肚皮的起伏。你的體內發生了什麼事？覺得很舒適嗎？你的肚子感覺平靜，還是反胃？你餓了嗎？你的膀胱很漲嗎？你覺得口乾嗎？你的細胞覺得疲倦，還是神采奕奕呢？你的脖子感覺如何？

暫時放下所有事，心無旁鶩的去觀察自己的生命。

你現在坐在哪兒？光線如何？你對於自己所坐的地方感受如何？現在再深深吸一口氣，然後再一口。放鬆身體，放鬆你的下巴和那皺著的眉頭。慶祝一下你正活得好端端的這件事實。且讓那股慶幸與感激的感覺充滿你的意識。

品味食物，體驗生理反應

為了幫自己找到途徑返回平靜的右腦，我觀察自己的身體如何將資訊整合成系統，然後善用那些現成的迴路。我發覺，注意那些流入我體內的感官資訊，它們是非常有用的工具。然而，我不只是把焦點放在感官資訊上，我也蓄意逗留在這些感官迴路的基礎生理反應中。我不斷自問，在這兒做這件事的感覺如何？

吃、喝、感覺愉悅，都是發生在當下的事情。我們的嘴具有各式各樣的感官接受器，讓我們不只有能力品嘗各式美味，也有能力感知各種獨特的質地與溫度。

試著更仔細留意這些食物的不同滋味。注意不同食物的質感，以及它們在你口中的感覺。哪些食物被你列為有趣的食物？原因是什麼？

例如，我就很喜歡用餐具撥弄西米露布丁裡，那些一粒一粒的小球球。不過，我覺得最好玩的，是把半冷凍豌豆的豆仁給榨出來，或是用舌頭與牙齒來壓捲馬鈴薯泥！

我明白，這些可能都是你們從小就被母親糾正的餐桌行為，但我想，如果是私下在自個兒家中，應該也沒有什麼大不了。因為你在把玩食物的同時，實在很難一頭栽進讓人緊張的思緒裡！

進食除了對我們的身體有貢獻之外，很重要的是，我們也應考量食物對我們身心所造成的生理衝擊。除了傳統所重視的營養價值，各位不妨留意各種不同食物會為身體帶來什麼感覺。

每次我在攝取了糖和咖啡因後，幾分鐘內就會覺得噁心。我不喜歡那種感覺，所以我會盡量避免。吃下含有色胺酸的食物（像是牛奶、香蕉和火雞），會提升我腦中血清張力素（一種神經傳遞物質）的含量，讓我感覺很歡愉。因此當我想要專心，想要平靜下來時，我會刻意選擇這類食物。

一般說來，碳水化合物會馬上轉變成糖，讓我覺得身體昏昏欲睡，腦袋抽筋。此外，我也不喜歡碳水化合物突然升高我體內糖分（及胰島素）反應的方式，讓我有一種饑渴的感覺。我喜歡蛋白質幫我充電的方式，它們提高我的能量，卻不會刺激我的情緒，讓情緒忽高忽低。

你們對這些食物可能有不同的反應，那些都沒有關係。均衡的飲食當然很重要，但是關心自己如何燃燒能量，以及食物如何影響自己體內的感覺，應該是最優先的考量。

善用嗅覺

任何人想要改變情緒（不論是變好或變壞），最簡單的方法之一，就是透過鼻孔的刺激。

如果你的鼻子特別敏感，現實生活對你來說，有可能會很難熬。但是善用鼻子的特性把自己帶回當下時刻，卻是很容易做到的。

點燃一根香氛蠟燭，讓玫瑰或是杏仁香味幫你超越煩憂。當香氣飄過你身邊，請留在那個認知迴路裡，花一點珍貴的時光來辨識這個氣味。然後幫氣味打個分數，從一到十，看它有多討喜或是討厭。別忘了，還要去感受這種氣味所造成的生理反應。讓它們把你帶回此時此地。

即使你現在的聞嗅能力有問題，但我真心相信，除非你在這方面的迴路已永久受損，一旦你蓄意留心周圍的氣味時，等於是送出訊息給大腦，告知你很看重這層連繫。如果你這樣做，你的嗅覺敏感度很可能會愈來愈強。

如果你想改善嗅覺，多花一點時間去聞不同的氣味，然後告訴你的細胞！讓它們知道，你希望它們的能力可以改進。

如果你願意改變自己的行為，像是多花一點時間有意識的思考自己正在聞什麼味道，而且也願意將心思集中在聞嗅這個動作上，那麼這方面的神經連繫將會強化，而且可能愈來愈強。

運用雙眼

至於視覺，基本上你可以有兩種方式來運用雙眼。

現在請你暫停片刻，看一看面前的景象。你看到了什麼？

你的右腦著重在大的圖像，看到的是畫面裡每個物件之間的關聯。右腦注意整體，沒有把焦點放在任何細節上。而你的左腦則是立刻把焦點擺在某個物件的輪廓上，並描述畫面裡的某些特定物件。

當我站在山頂，讓眼睛舒緩一下，我的右腦看到的是開闊壯麗的景致。我感覺，眼前壯闊的景色就在我體內深處，而這個世界的美麗，令我自覺渺小。無論何時，只要想起這幅畫面，或是它所激起的感覺，我就能清楚記起這一刻。

我的左腦就完全不同了。它很想要我注意特定的樹木、天空的顏色以及分析特定的鳥鳴聲。它會幫雲朵分類、描繪出樹線，並記錄下當時的氣溫。

傾聽萬籟

現在，請暫時放下這本書。閉上眼睛，試著辨識三種你聽到的聲音。親自試試看吧。將心情放鬆，將知覺擴大。你聽到了什麼?仔細聽，而且要聽得遠。

就像我此刻正坐在洛磯山音樂中心的一棟小木屋裡，該中心位於科羅拉多州洛磯山脈附近的艾斯特公園小鎮上。我的耳朵可以聽到溪水潺潺流過窗口的右邊。當我凝神細聽遠方的聲音，我聽到片片段段的古典音樂聲，那是孩子們在練習樂器。當我把聽力焦點擺在身旁，我聽到了電暖器的嘶嘶聲，那是它在小木屋裡供應我暖氣，所發出的聲音。

傾聽你喜愛的音樂，不要以認知心加以分析或評論，也是另一種把自己帶回此時此刻的好辦法。

且讓聲音感動你，不只是在感情上，也在生理上。讓身體隨著旋律搖晃或是舞動，放下你的矜持，讓身體隨著音樂流轉。

當然，寂靜無聲也同樣美麗。我就很喜歡把頭埋在浴缸裡，為自己創造一個無聲的空間。

當我的身體發出聲音時，我也喜歡把注意力集中在身上，並讚美我的細胞正在做的努力。

我發現，我的心思很容易被太多聽力刺激所分散，所以我常常戴著耳塞工作或旅行。我相信那樣做，能避免讓我的腦袋負荷過量的刺激，而且耳塞真的在很多場合拯救了我。

體會觸感

我們身上最大、也最多元的感官是皮膚。就像我們的腦袋能運轉各種迴路，這些迴路會思考、感受情緒或是涉及特定的複合生理反應，我們的皮膚上布滿了各種能感應特定刺激的受體。

和我們身上其他的感官一樣，我們每個人對於輕觸、按壓、冷熱、振動以及疼痛，敏感的程度都不相同。有些人適應得比其他人快。

雖然大部分的人在穿上衣服後，都不會花太多時間去思考身上的衣物，但有些人在這方面卻很敏感，心裡始終想著這些衣物的質感與重量。我很感謝我的細胞通常能夠很快的適應外來刺激。想想看，要是我們的細胞沒有這種能力的話，會占用我們多少的心思啊。

各位如果願意的話，請再配合我一次，暫時放下手上這本書。這一次，請閉上眼睛，思考你此刻所偵測到的——來自皮膚的刺激。現在的氣溫如何？你的衣服是什麼樣的材質，柔軟或硬挺，輕盈或沉重？有什麼東西頂著你嗎？可能是你的寵物，或是抱枕？請用片刻的時間，只想到你的皮膚。你能感覺到手腕上的錶，或是鼻梁上的眼鏡嗎？或是你的頭髮有沒有披到肩上呢？

從治療的角度看，可能再也沒有比肢體碰觸更親密的方式了，不論碰觸對象是另外一個人、是一隻毛茸茸的朋友，甚至是家裡的盆栽。撫觸以及受撫觸，所帶來的生理效益都是無價的。

單單是沖個澡，體會水花濺在身上的感受，就是把自己帶回當下時刻的好辦法。洗個澡或是到泳池玩玩水，感受水花施加在皮膚上的壓力，就是絕佳的輕度壓力與溫度刺激。

讓這些形式的活動，把你帶回此時此地吧。訓練自己更仔細留意體內受刺激產生的不同迴路。這樣做，可以鼓勵這些迴路發揮功能。

身體深處的訊息也非常重要，原因有好幾個。不只是因為這些訊息能幫你放鬆肌肉，也因為它們能增加你細胞環境裡的液體流動。你的身體內部世界，關係到你的細胞如何獲取養分以及清除廢料。任何能夠增加細胞生活水準的刺激，我都全心贊成。

利用接觸把自己帶回當下的方法中，我最喜歡的一種是透過雨滴。走在雨裡是一種多維經驗，可以深深的感動我。水滴濺落在我的臉上，可以馬上將我轉移到右腦的美麗與純真裡，因為我會覺得受一股深深的純淨所包圍。

另外，當我感覺陽光的溫暖照上臉龐，或是微風吻上我的臉頰，也都能讓我與內心感覺天人合一的那個部分直接相連。我酷愛站在海邊，張開雙臂，想像在微風裡飛翔的感覺。

藉由記取這些氣味、聲音、滋味，以及內在深處的感覺，我可以讓自己在瞬間重回涅槃。

我們愈專注於事物的模樣、聲音、味道、氣息、在我們肌膚上的觸感，以及我們體內對它們的生理感覺，會讓我們的腦比較容易重建任何的當下。用一幅鮮活的想像場景，取代我們不想要的思想模式，能幫助我們將意識轉移回內心深處的平靜之中。

然而，利用感官來重建經驗固然很好，但我相信重建經驗的真正影響，在於我們有能力記取那些經驗的生理反應所帶給我們的感覺。

信任右腦的感知

要我結束「利用感官刺激將我們帶回當下時刻」這部分，而不提能量動力和直覺，是不可能的。

你如果是右腦很敏銳的人，我敢說你一定很了解我在說什麼。但在同時，我也知道有許多人在左腦無法聞到、嘗到、聽到、看到或碰觸到某件事物時，免不了會懷疑該事物是否真的存在。

我們的右腦能夠偵測到超越左腦極限的能量，是因為它本來就設計成這個樣子。我希望，一旦各位更了解，左右半腦在合作創造出單一認知現實時，所採用的方式具有哪些基本差異之後，對於能量動力與直覺這類事物，會覺得比較自在一些。

請記得我們是一種能量生物，天生設計來感知並轉換能量。這個認識，或許有助於讓你更加意識到自己的能量動力與直覺。在剛剛走進一個房間時，你能否感覺到房裡的氣氛？你是否曾經想過，為什麼你在前一分鐘還很滿足，但是下一分鐘卻充滿了恐懼？那是我們的右腦給設計成——能夠感知並解碼我們直覺感受到的能量動力。

中風後，我幾乎是完全靠著注意人、地、事給我的能量感覺，來指引我的生命方向。然而，為了要聆聽右腦的直覺智慧，我必須有意識的把左腦放慢，使我不是只帶著那個饒舌的說故事高手。我出於直覺的，不去質疑為何自己會受某些人與情境所吸引，但卻想避開另外一些人與情境。

我只是傾聽身體的聲音，並默默信任著我的直覺。

同時，我的右腦完全尊崇因果現象。在萬物皆能影響萬物的能量世界裡，我如果不在意我的右腦見解，似乎太天真了。

譬如說，如果我在射箭，我的焦點不會只放在靶心，我也要追蹤從箭頭到靶心之間這段距離。我會預想我的肌肉在拉弓時所使出的完美力道，然後把心思集中在過程的流暢性，而非完成最終結果上頭。我發現，當我把自己的知覺擴張，並想像這個經驗時，我的準頭會隨之增加。

你在運動時，有權力選擇以你想要的方式，來認知你與目標間的關係。你可以把自己與目標看成是分離的狀態——像是你在A點，目標在Z點；或者你可以把自己視為與目標及其間所有分子、原子皆為一體。

我們的右腦能感知大圖像，知道我們周遭、我們本身、我們之間以及我們體內的所有事物，都是由交織成宇宙錦繡圖的能量粒子所組成的。既然所有事物都環環相扣，那麼「我周遭以及我體內的原子空間」與「你周遭以及你體內的原子空間」之間都有一層親密的關係——不論你我身在何處。

就能量層次而言，如果我想到你，朝你送出善意的振動、讓光照亮你、或是為你祈禱，那麼我等於是有意識的將我的能量，附帶治療的意圖，送去給你。如果我在心裡念著你，或是把我的手放在你的傷處，那麼我等於是蓄意導引本身的能量去幫助你痊癒。

隨便舉幾個例子，像是靈療、風水、針灸以及祈禱等，為什麼會奏效，目前還是醫學上的謎。最主要是因為，我們的左腦和科學都還沒有辦法追上我們已知的右腦功能。然而，我相信，我們的右腦對它們如何直覺的去感知與詮釋能量動力，其實再清楚不過了。

把繃緊的肌肉放鬆

談完了感官系統，接下來，我們要談論如何利用運動（輸出）系統的技巧，將我們的認知帶到此時此地。

將你通常繃得很緊的肌肉給放鬆，有助於讓你釋出禁錮的能量，讓你感覺比較舒暢。像我就經常檢查額頭是不是繃得很緊，如果晚上睡不著覺，我就會蓄意放鬆下巴，準備馬上昏睡過去。

思考自己的肌肉正在做什麼，是能夠把心思帶回當下的好辦法。有系統的繃緊並放鬆身上的肌肉，也可能有助於讓你回到此時此地。

很多人利用運動來轉移自己的心思。像是瑜珈、費登克萊斯療法、太極拳，都是很好的工具，有助於身心的放鬆以及成長。非競賽性的運動也是個好辦法，能帶你離開左腦，回到身體上。漫步大自然、唱歌、創作、彈奏樂器或是在藝術裡忘我，都能輕易將你的觀點轉回到眼前這個時刻。

讓煩憂退出我心

還有一條途徑，也可以讓心思焦點從左腦認知心智的激烈迴路轉移開，那就是蓄意利用自己的聲音，來打斷讓我們覺得不舒服或是分心的思想模式迴路。

我發覺，利用像是真言梵唱（mantra）的反覆發聲模式非常有用——mantra的意思原是「心思的安息地」。藉由深呼吸，並重複的說：「此刻，我要的是我的喜悅；」或是：「此刻，我很完美、完整而且美麗；」或是：「我是一個純真、和平的宇宙之子；」我就能回到右腦意識中。

傾聽一段聖經經文的禱讀，將我們引入充滿感情與生理反應的思想模式，是另一個絕妙方法，能夠把我的心思轉移開，讓我遠離我不想要的迴路。祈禱也是一個好辦法，藉此我們蓄意拿想要的思想模式，去替代不想要的思想模式，然後有意識的引導心思跳脫像松鼠籠轉個不停的反覆吟誦，讓我們進入更安詳的境地。

我真是太喜愛頌缽的聲調了。有一種由天然水晶做成的精緻大水晶缽，敲擊這些大缽所產生的共振是如此有力，我感覺這振動可以穿透我的骨頭。當頌缽的聲音響起，我的煩憂全都不是對手，紛紛退出我心。

此外，我每天還會抽好幾次天使卡[10]，來幫助我把心思集中在我認為重要的事情上。原本的天使卡是一組組各種大小的卡片，每張卡上都寫了字。

每天早晨，我照例會邀請一名天使進入我的生活，並抽一張卡。然後這一整天，我都會把注意力集中在那位特定的天使身上。要是我覺得壓力很大，或是有一通重要的電話要打，我通常會再邀請另一位天使來幫我轉移心思。我總是祈求，讓我以開放的心胸，接受這個宇宙即將帶給我的一切。

我利用天使卡，將自己帶回慷慨大方的精神狀態中，因為我真的非常喜歡心胸開放時所吸引來的東西。這些天使包括：熱忱、豐富、教育、透澈、正直、玩耍、自由、負責、和諧、優雅、以及誕生。我發現，抽天使卡是眾多簡單又有效的心思轉移工具之一，能夠讓我的心思遠離左腦的判斷。

發揚右腦的同情心

如果要我為右腦選一個字眼，來形容它產生的作用，我會選同情。

我建議你們不妨自問，對你們來說，什麼叫做有同情心？在什麼樣的情境下，你會想要同情別人，以及同情心在你體內的感覺如何？

一般而言，大部分人最能同情他們眼中和自己同等的人。我們的自我優越感愈輕，就愈能以慷慨大方的態度對待他人。在我們心存同情時，我們會以愛、而非批判的角度，來考量他人的處境。於是，當我們看到流浪漢或是精神病患時，會以開放的心胸接近他們，而非害怕、厭惡、甚至加以攻擊。

請回想，上一次你對某人或某事展現真誠同情的時刻。當時你體內有何感覺？想要有同情心，必須帶著心胸開放的意識，以及願意支持的心態，進入此時此地。

你可以選擇活得更快樂

如果要我選一個字眼來形容右腦核心給我的感覺，我會說是喜悅。我能活著，我的右腦對這件事極為興奮！每當我想到，我既能一方面感到天人合一，另一方面也能保有自我認同，入世做出正面改變的時候，就不禁興起一股敬畏之情。

如果你失去了體驗喜悅的能力，儘管放心，那個迴路還是存在的。它只是讓比較焦慮或恐懼的迴路給抑制了。我多麼希望你們都能卸下情緒包袱，就像我一樣，返回與生俱來的喜悅狀態！

想停留在這種安詳狀態的祕訣是：對於所有會擾亂「活在當下時刻的運動感覺及感官體驗」的想法、憂慮及念頭的迴路，你必須有意願去停止。然而最重要的是，我們對平靜的渴望，必須強過我們與悽慘、自尊、或是不准出錯之間的連結。

我很喜歡那句俗話：「你想要活得正確，還是活得快樂？」

就我個人來說，我非常喜歡快樂在我體內所造成的感覺，因此我通常會選擇逗留在那個迴路裡。

我常想不通，如果這是可以選擇的，為何還會有人不選擇快樂呢？

我只能胡亂猜測，但我猜想很多人只是因為不知道自己能夠選擇，因此沒有動用選擇權。

在中風前，我認為我只是腦袋的產物，完全不知道自己有權決定如何應對體內澎湃的情緒。在智能的層次，我了解我能監督並轉移我的認知思維，但是我從未真正明白，自己也有權決定如何感知我的情緒。

從來沒有人告訴我，我的生化反應只有九十秒鐘的時間可以影響我。知道這一點後，對於我如何過活，影響真是太大了。

很多人沒有選擇快樂的另一個原因可能在於，當我們感覺到強烈的負面情緒，像是生氣、嫉妒或是沮喪，我們就會很積極的運作腦袋裡的複雜迴路，讓我們覺得自己很強壯、很有力。這樣的處境似乎很常見。我認識一些人經常蓄意選擇生氣迴路，只為了有助於讓他們記起身為自己的感覺。

對我來說，慣常行使快樂迴路的容易程度，就像行使生氣迴路一樣。

事實上，從生物學的觀點，快樂是我們右腦的天然狀態。也因此，這個迴路是不停運轉的，而我也總是能夠隨時進入。反觀我的生氣迴路並沒有一直在運轉，除非我感受到威脅，它才會啟動。然而等到生理反應通過我的血流之後，我又可以重拾歡樂了。

感恩，就能無所懼

講到底，我們所有的經歷，都是細胞及其迴路的產物。一旦你了解不同迴路在你體內的感覺，你就能選擇想要的處世態度。

就我個人來說，「害怕」及「焦慮」在我體內所造成的感覺，很令我厭惡。當這類情緒在我體內興起時，會令我非常不自在。由於我不喜歡這些情緒所引發的生理反應，我通常都不會逗留在這類迴路裡。

我最喜歡的關於「恐懼」的定義是「誤以為壞事會成真」。所以每當我記起「我所有的思想只不過是瞬間通過的生理反應」時，即便我那說故事高手發飆了，或是某些不好的情緒迴路被引發了，我都比較不為所動。同時，當我記起自己與天地本為一體，那麼恐懼的概念就變得虛脫無力了。

為了保護自己遠離那好鬥的怒火與恐懼反應，我會注意，不要蓄意啟動或刺激那些迴路。為了要減輕恐懼及憤怒反應，我會特別選擇不要看恐怖片，也不要與容易啟動生氣迴路的人為伍。既然我喜歡愉快，我就多和那些希望我快樂的人相處吧。

就像我在前面提過的，身體上的疼痛是一種心理現象，是特別設計來讓我們的腦袋，警覺身體某部位的組織受損了。很重要的是，我們必須了解，我們都有辦法一方面感覺身體上的痛苦，但另一方面卻不用停留在受苦的情緒迴路中。

我常常會想到，小孩子生重病時，在這方面表現得有多麼勇敢。他們的父母可能會逗留在受苦及恐懼的情緒迴路中，但病童本身卻似乎很能適應自己的病況，而不會引發一些戲劇化的負面情緒。

經歷痛苦或許不是我們所能選擇的，但是要不要受苦，卻是一個認知上的抉擇。當小孩生病時，對他們來說，父母的悲傷通常比自己的病痛還難應付。而這種情況可能發生在所有病人身上。當你們去探視身體不佳的人，請務必小心你們所激發出的迴路。

死亡是我們所有人都必經的自然過程，我們只需要明白，在右腦深處（心裡的意識深處），一直蘊藏著永恆的平靜。

我發現，想把自己帶回那種寧靜優美的狀態，最簡單的辦法就是透過感恩的行為。**當我心裡只有感恩時，我的生命裡就只有美好！**

……

10 請見 www.innerlinks.com 網站。

……

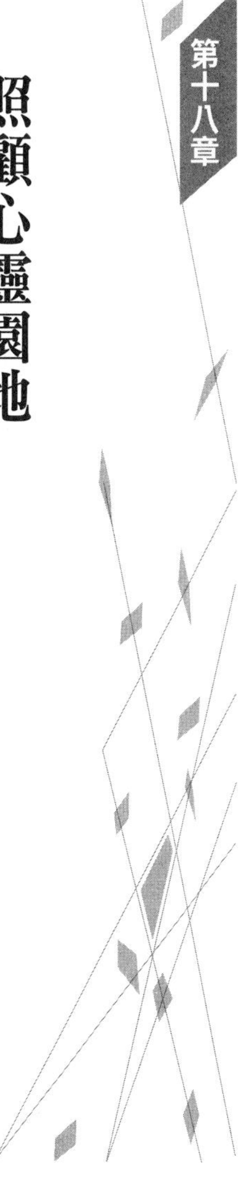

照顧心靈園地

我從中風的經驗裡學到了這麼多的東西，我真心覺得自己很幸運有一趟這樣的旅程。多虧了這次創傷，讓我有機會以第一手的方式，來見證一些與我腦袋有關的事情，這些事情都是生病前的我無法相信的。

就為了這些簡單的洞見，我會永遠心懷感激——不只為我自己，也為了這可能帶來希望，使得身為人類的我們，知道如何選擇去看待及培育我們的腦袋，進而知道如何在這個星球上好好的生存。

我很感謝，諸位願意加入我這趟熱情的旅程。我衷心期盼，不論你們是基於什麼樣的原因來看本書，看完後你們都能對自己的腦袋或是其他人的腦袋，有更深一層的見解。**我以屬於右腦的心靈意識，全心相信這本書將會從你們的手中，流傳到其他能因此受益的人手中。**

我一向以愛因斯坦的一句話，做為電子郵件的附加語。我相信他這句話說得很對，他說：「我一定得先願意放棄現在的我，才能變成我想要的我。」我以艱難的方式學到：我能在世上生存，完全依賴我神經迴路的健全而定。

當一個又一個的美麗細胞，一圈又一圈的神經迴路，這些神奇的小東西合力編織出我稱為頭腦的網路時，它們所建立起來的集體覺察，就是我腦袋裡所經歷到的意識。感謝它們的神經可塑性，感謝它們的轉移能力，以及它們與其他細胞連結的能力，使得你我行走在世間時，有能力在思想上保持彈性，有能力適應我們的環境，也有能力選擇我們在世間想成為什麼樣的人，以及如何才能成為那樣的人。

幸運的是，今日我們選擇想成為什麼樣的人，不會受到昨日的我們所限制。

我把我的心靈園地看成一小片神聖的宇宙地產，是宇宙託付我在有生之年照料的。身為唯一的管理員，我一個人，連同我的DNA分子天才，以及我所有的環境因子，將負責妝點我頭顱裡的這一小塊空間。

在最初幾年，我對於腦裡所生長的迴路，輸入的東西可能很有限，因為我是我所遺傳到的泥土與種子的產物。但是很幸運的，我們的DNA天才並不是獨裁者，再加上我們的神經元可塑性、我們的思想力道、以及現代醫學的神奇，再也沒有什麼絕對不能改變的結果了。

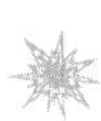
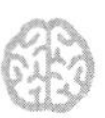

雖然這個園地是我繼承來的，一旦我有意識的扛起責任照顧我的腦袋，我就會選擇去培育我想要栽種的迴路，同時我也會蓄意去修剪我不想要的迴路。雖然對我來說，摘取剛剛萌芽的野草比較容易，但是只要有決心、有毅力，即便是最盤根錯節的老藤，一旦被抽去養分，還是會失去力量而枯萎的。

我們整個社會的心理健康，建立在組成它的眾多腦袋的心理健康上，而我必須承認，西方社會對於我那可愛又安詳的右腦來說，是頗難生存的地方。而且很顯然，我不是唯一這樣想的人，因為我看到我們社會裡有數以百萬的可人兒，選擇了濫用禁藥或是酒精，來逃避我們共同的現實。

我想甘地說得沒錯，他說：「我們必須成為我們想在世上看到的變革。」我發現我的右腦意識極為渴望能為了人類做出下一個大躍升，踏入正途（right，右腦），好讓我們能將這個星球，演化成我們全都渴望它變成的可愛安詳境地。

你的身體是將近五十兆個分子天才的生命力。而你自己，時時刻刻都可以選擇自己想要成為什麼樣的人，以及如何達到這個目的。我鼓勵你們多加留意自己腦中的情況。掌握自己的主權，展現你們的生命。發光又發熱！

此外，等到你們的生命即將走到盡頭時，我希望各位能送出一份充滿希望的厚禮，將你們那美麗的頭腦捐給哈佛大學吧。

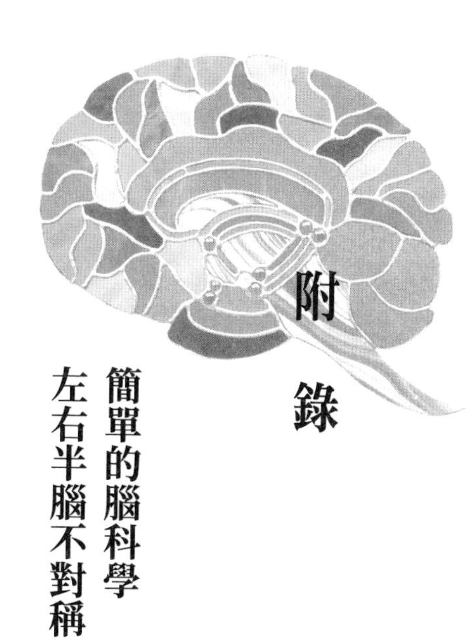

附錄

簡單的腦科學

左右半腦不對稱

中風警訊症狀

中風復原建議

附錄A：十項復原評估問題

附錄B：四十件中風病人最需要的事

哈佛腦庫歌：一八〇〇—腦庫！

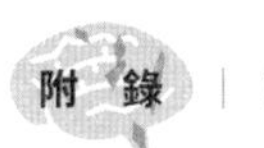

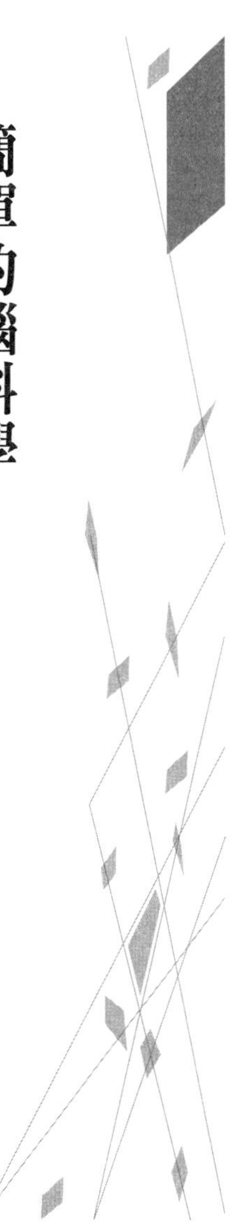

簡單的腦科學

任何兩個人如果要溝通，起碼對於某些現實必須有共同的認知。因此，我們的神經系統在「認知外界資訊，以及處理並整合我們腦袋裡的資訊」方面，必須具有一模一樣的能力，再來，還得具有類似的輸出系統，像是思考、文字或行為。

生命的出現，是最了不起的大事。

隨著單細胞生物出場，分子層次的資訊處理新紀元誕生了。透過操縱原子及分子進入DNA和RNA序列的過程，資訊可以被輸入、編碼以及儲存備用。時間裡的每一時、每一刻，不再是船過水無痕，藉由將一長串連續的時刻，依序編織成一條共通的線，細胞生命演變成一條跨越時間的橋。

沒多久之後，眾細胞更是想出了聚集以及團隊合作之道，於是最終造就出你和我。

根據《經典美語辭典》[11]，生物學上的演化指的是「藉由演化程序，從原始形態發展成整合度更高的形態。」由DNA組成的地球分子腦是極為強大且成功的遺傳計畫——不只在於它能適應不斷的變遷，也在於它會期待、珍惜並把握機會，來把自己變成甚至更奇妙的生物。

這裡頭可能是基於便利，我們人類的遺傳密碼和地球上所有其他生物的遺傳密碼，都是由同樣四種核苷酸所組成的。就DNA層次來說，我們不僅和鳥類、爬蟲類、兩棲類、其他哺乳類有關，甚至和植物都有關係。從純粹生物學的觀點來看，地球上各種可能的遺傳組合中，我們人類是一種突變，而且是我們這個物種特有的突變。

人類總是喜歡把自己想成「達到生物學極致的產物」，但是我們雖然具有智慧的設計，卻不具有看起來像是已完工或是完美的遺傳密碼。人腦的狀態到目前仍在變動中。我們在兩千或四千年前的祖先，他們的腦袋甚至連外觀都和現代人不同。譬如，發展出語言這件事，就改變了我們腦袋的解剖構造及細胞網路。

我們體內各種不同類型的細胞，大都只能夠存活幾個星期或幾個月，然後就會死亡，由新細胞取代。然而，神經系統的主要細胞——神經元，在我們出生後卻（大部分）都不會增生。意思是說，你現在腦袋裡絕大部分的神經元都和你一樣老。

如此長壽的神經元，也能部分解釋為何我們十歲時的內心感覺，和三十七歲或七十歲時，相差並不大。我們腦袋裡的細胞還是同一批，只不過隨著時間，這些細胞會根據它們（或說我們）的經驗，來改變彼此之間的連結。

人類的神經系統是神奇的動態物件，粗估約由一兆個細胞所組成。想知道一兆約有多大嗎？可以這樣比擬：世界總人口數約為六十億，我們把這六十億總人數乘以一百六十六之後，差不多就等於組成一個神經系統的細胞總數！

當然，我們的身體又比一個神經系統大多了。事實上，一般成年人的身體大約由五十兆個細胞組成。這個數值相當於地球六十億總人口的八千三百三十三倍！其中最驚人的是，這麼多的骨細胞、肌肉細胞、結締組織細胞、感覺細胞所組成的團塊，竟然能夠和樂融融的共處，並合作營造出健康的狀態。

生物演化通常是從比較不複雜的狀態，發展到比較複雜的狀態。大自然為確保她的效率，不會在每次創造新物種時，都重新發明重要零件。一般說來，大自然一旦認出某種遺傳密碼有助於讓該生物存活，像是用開花來傳授花粉、用心臟抽取血液、用汗腺幫忙調節體溫、或是用眼球看東西等等，她就會傾向於將那種特性建入未來該密碼的排列組合中。

將一個新等級的程式加到已經建立好的舊架構上，可以讓每種新生物都具有很強的、禁得起時間考驗的DNA序列基礎。大自然有一些簡單的方法，可以將古代生命的經驗與智慧傳遞給後代，這是其中之一。

這種「將新東西覆蓋在既有成品上」的遺傳工程策略，另外一大好處是，只要稍稍更動遺傳序列，就可以造成重大的演化變動。就拿我們的基因檔案（genetic profile）來說，信不信由你，科學證據顯示，人類的DNA序列有九九．四％與黑猩猩是共通的[12]。

當然，這並不代表我們是那些在樹上晃盪的朋友的後代，但是這凸顯出，我們的分子密碼之所以如此神妙，是由無數代偉大的自然演化成就所支撐起來的。我們人類的密碼並不是隨機行為，最起碼不完全是，而更適合解釋為：自然界不斷演化，以尋求一個遺傳上完美的軀體。

同樣身為人類，我們彼此之間的遺傳序列只有〇．〇一％的不同。所以，就生物學來講，由於你我是同一個物種，我們在基因層次幾乎完全相同（高達九九．九九％的相同）。環顧身邊各色人種的差異，很顯然那〇．〇一％就能造成我們在外貌、思想與行為上的顯著差異。

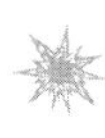
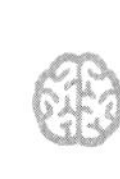
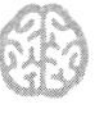

我們的腦袋與其他哺乳動物腦袋的區別，在外圍那些高高低低、千迴百轉的大腦皮質。雖然其他哺乳動物也有大腦皮質，但人類的皮質厚度是牠們的兩倍，一般認為功能也是牠們的兩倍。

我們的大腦皮質分成兩個主要的半球，兩者功能互補。

（請注意：本書所有腦部圖解，左邊都代表大腦的前方。）

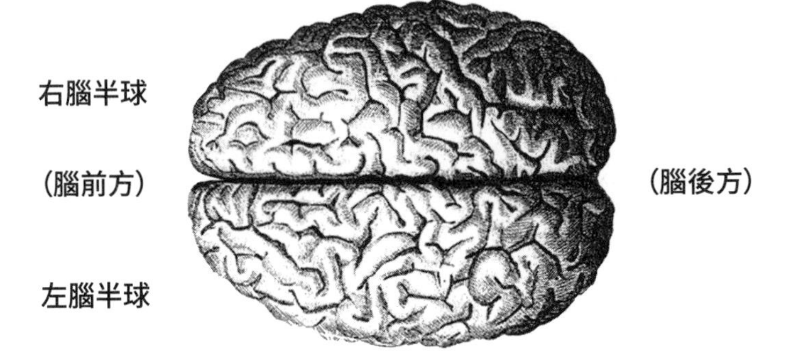

完整的人類大腦皮質

兩半球之間利用傳遞資訊的高速公路，也就是胼胝體來溝通。雖然每個半球都有專屬的特殊類型的資訊要處理，但兩者之間還是有連結，還是能密切合作，產生一個天衣無縫的、完整的認知世界。

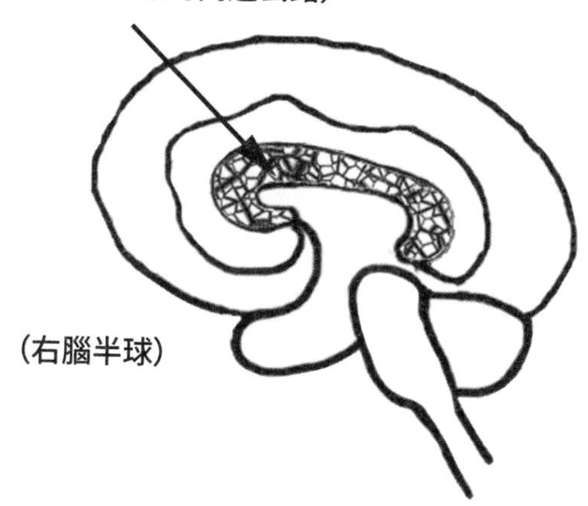

我們大腦皮質的細膩顯微結構，揭露出裡頭的線路實在非常複雜，如此看來，似乎變異才是常態，而非例外。也正是這些變異，造就出我們每個人的偏好與個性。

然而，在大體結構上，我們的腦袋卻是很一致的，從外觀看，你的腦和我的腦非常相像。大腦皮質上的隆起（腦回）與溝渠（腦溝）的構造都有一定，使得你的腦和我的腦無論在外表、結構與功能上，都一模一樣。

例如，我們的兩個大腦半球都具有顳上回、中央前回、中央後回、頂上回、以及枕側回，這只是其中幾個例子而已。

以上這些腦回都是由非常特定的細胞群所組成，而這些細胞群都具有特定的連結與功能。譬如說，中央後回的細胞能讓我們意識到感官刺激，而中央前回細胞則控制我們讓身體各部位隨意志運動的能力。

在兩個大腦半球內，不同細胞群之間的消息傳遞管道，在你我身上也是一致的，也因此，我們大致可以用相近的方式來思考與感覺。

供應血液給我們大腦皮質的血管，也表現出壁壘分明的模式。兩個大腦半球分別都有前大腦動脈、中大腦動脈及後大腦動脈來供應所需的血液。

這些大動脈的任何分枝要是受損，都可能讓我們在執行特定認知功能時，出現

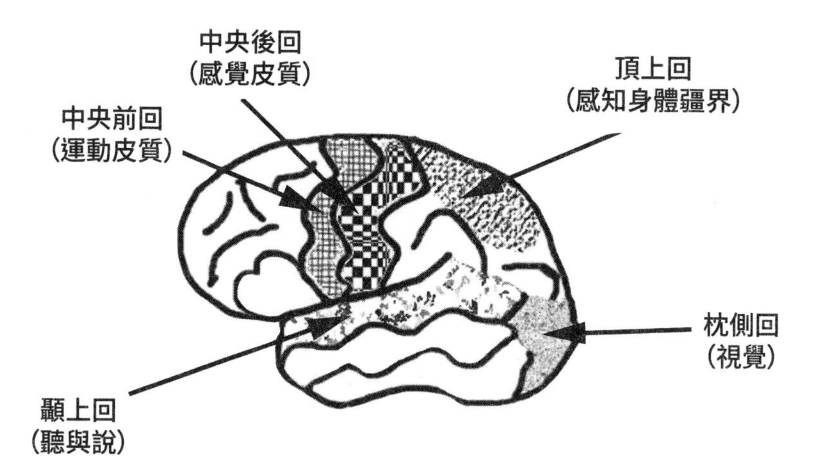
中央後回
(感覺皮質)
中央前回
(運動皮質)
頂上回
(感知身體疆界)
枕側回
(視覺)
顳上回
(聽與說)

可預期的嚴重損傷或完全喪失功能的徵狀。（當然，左半球受損與右半球受損會出現獨特的差異。）

以下的圖解顯示左半球的中大腦動脈區域，包括我中風的位置。中大腦動脈的任一根主要分枝若受損，都會造成可預期的相關徵狀。

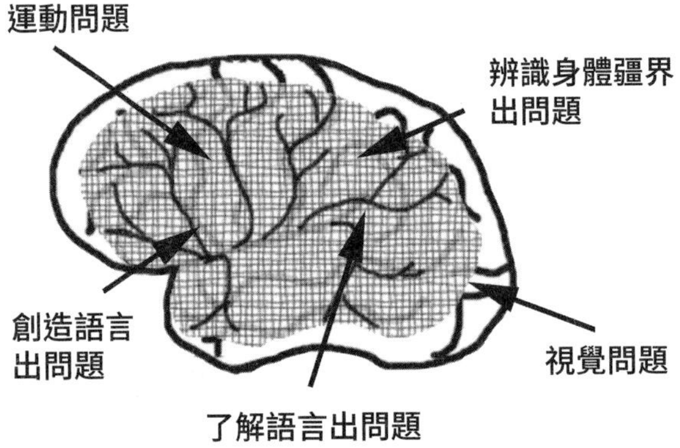

中大腦動脈
(區域與主要分枝)

當我們注視大腦外觀時，可以看見表淺層的皮質充滿了神經元，而我們相信這是人類所獨有的。這些在演化近代才「附加上來」的神經元，創造出一些迴路，讓我們擁有線性思考的能力——像是用複雜的語言來思考，以及用抽象或是數學符號系統來思考。大腦皮質的深層則是由邊緣系統的細胞所組成。這些皮質細胞是我們與其他哺乳動物共通的。

邊緣系統的功能在於，幫感官所蒐集來的資訊，安排一種感情或是情緒反應。由於這些結構是我們和其他動物所共通的，這些邊緣系統的細胞通常又稱為「爬蟲腦」或是「情緒腦」。

在我們還是嬰兒的時候，這些細胞就開始聚集，以回應外界的感官刺激。值得注意的是，雖然我們的邊緣系統終生都在執行功能，但卻並沒有愈來愈成熟。結果，每當我們的情緒「按鈕」被觸動時，我們就會對接收進來的刺激產生猶如兩歲小孩的反應，即使我們早就是個大人了。

等到我們比較高層次的皮質細胞生長成熟，而且也和其他神經元整合成為複雜網路之後，我們變得有能力看出當下情況的「新畫面」。當我們把「思想腦」中的新資訊，拿來和「邊緣腦」中的自動反應做比較之後，我們就能重新評估當下的情

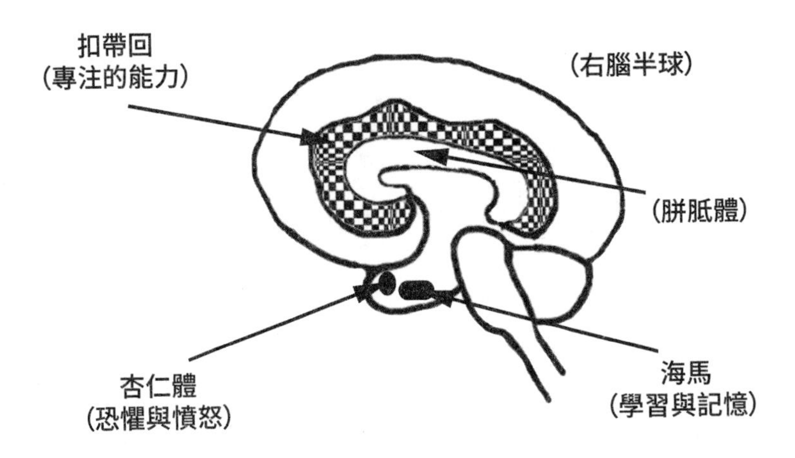

邊緣系統
(感情與情緒)

勢，然後再特意去選擇一個更成熟的反應。

另一個或許值得注意的是，現代各級學校裡的「大腦本位學習」技巧，都是根據神經科學家對邊緣系統功能的了解，而擬定出來的。利用這些學習技巧，我們試著將教室轉換成讓學生感覺安全與熟悉的環境。它的重點是，去創造一個不會觸發大腦（杏仁體）的恐懼與憤怒反應的環境。

杏仁體的主要任務，在於掃瞄當下所有輸入的刺激，然後判斷環境的安全程度。邊緣系統裡的扣帶回，其中一項要務就在於讓大腦的注意力聚焦。

當外來刺激被認定是熟悉的刺激，杏仁體就會保持平靜，而位在它旁邊的海馬也就能學習與記憶新資訊。然而，當杏仁體受到不熟悉、甚至是威脅性的刺激所觸發，它會提升腦裡的焦慮程度，把全副注意力集中在眼前的局勢。在這種情況下，我們的注意力會從海馬轉移開，而專注於自我防衛，以應付當下。

感官資訊是透過我們的感覺系統湧入的，而且立刻就得經過邊緣系統的處理。等到某個訊息抵達負責高層思維的大腦皮質，我們早就對這些刺激有了一種先入為主的「感覺」——它們是痛苦，還是快樂？

雖說我們很多人可能把自己看成有感情的思考動物，但是就生物學來論，我們其實是會思考的感情動物。

由於「感情」、「感覺」、「感受」這幾個詞使用得很廣泛，在此我想先釐清我們腦袋裡的一些不同經驗。首先，我們所經歷的悲傷、喜悅、生氣、沮喪或是興奮的感情，都是由我們的邊緣系統細胞所產生的情緒。

再來，要感覺手中的物品，牽涉到的是，透過觸摸動作所產生的觸覺或是運動感覺的經驗。這種感覺，是透過發生接觸的感官系統而產生的，而且與大腦皮質的中央後回有關。

最後，當某人把他或她對某件事物的直覺感受，與他們對該件事物的想法拿來做比較時，這種內在的覺察屬於較高層次的認知，是以右腦半球的皮質為基礎。（在下一篇文章，我們將更詳細討論兩個大腦半球的運作方式差異。）

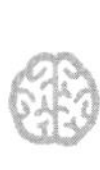
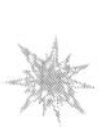
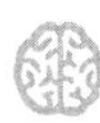

人體是一種資訊處理器，我們處理外界數據的能力，始於感官認知的層面。

我們的感覺接受器給設計成專門用來偵測能階的資訊，雖然很少有人意識到這一點。因為我們周遭所有的事物——我們呼吸的空氣，甚至我們用來建構身體的物質，都是由正在旋轉、振動的原子粒子所構成的，事實上，你我等於泗泳在一片動盪的電磁場大海中。我們也是其中的一部分。我們受到包圍，而透過感覺器官，我們可以感受到那是什麼。

我們的每一個感官系統，都是由一串複雜的神經元階流所組成，它們負責處理輸入的神經訊號，層次從接收器到腦部特定區域都有。

沿著階流的每一組細胞都會變更或是強化訊號，然後將它傳遞給系統裡的下一組細胞，由後者更進一步去界定並精煉訊息。等到訊號送達我們腦部最外層，也就是比較高階層的大腦皮質時，我們就會意識到這項刺激。

不過，如果訊息傳遞途中有任何一組細胞無法執行正常功能，最後的認知就會受到扭曲，而脫離現實。

我們的視野，也就是我們整個的視線範圍，可以分割成數十億個小點點，或稱為像素。每個像素都充滿了振動中的原子與分子。我們眼睛後方的視網膜會偵測這些原子的運動。振動頻率不同的原子，發射出的能量波長也不同，這些資料最後會被大腦枕葉區的視覺皮質編譯成不同顏色的訊號。

而視覺影像的形成，是因為我們的大腦有辦法按照物件邊緣的形狀，把像素分成一組一組。不同的邊緣有著不同的方位——像是垂直、水平、以及橢圓形等，這些邊緣加總形成複雜的影像。

另外，我們腦裡的其他組細胞，再幫忙把我們看到的東西添加上深度、顏色以及運動。會把某些字母看顛倒的閱讀障礙，就是一個很好的例子，顯示當正常的感官輸入階流改動後，會造成功能失常。

和視覺類似，我們聽到聲音的能力也要靠偵測出以不同波長在行進的能量。聲音的產生，來自於空間中的原子互相碰撞而發出特定模式的能量。

這些由撞擊粒子所製造出來的能量波長，會打擊我們耳內的鼓膜。不同波長的聲音在振動我們的鼓膜時，會具有獨特的性質。和視網膜細胞類似，掌管聽覺的柯氏器裡的毛細胞，會將我們耳中的能量振動翻譯成神經訊號。訊號最後會送達聽覺皮質（位於大腦的顳葉區），然後我們就聽到聲音。

在我們感應原子與分子資訊的眾多能力中，最明顯的莫過於透過化學感應來聞東西或是嘗味道。雖說這些接受器對於飄過我們鼻腔、或搔過我們味蕾的每一個電

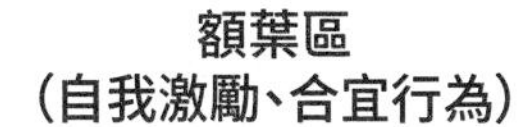

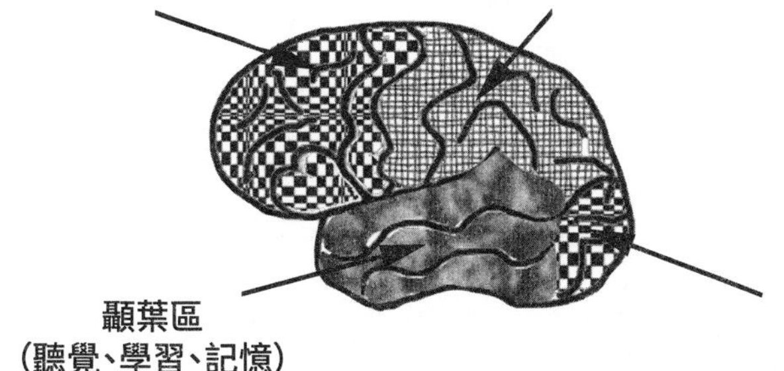

皮質組織

磁粒子都很敏感，但是每個人對於需要多少刺激才能聞到或嘗到東西，卻是各不相同。

這些化學感官系統各由自己的複雜細胞階流所構成，而系統中任何一個部分受損，都可能造成感受能力異常。

最後是我們的皮膚，這可是最大的感覺器官，上面密布著具有高度專一性的感覺接受器，這些接受器都是專門設計來經歷壓力、振動、輕觸、疼痛或溫度的。這些接受器對於負責接受哪些刺激非常精準，像是寒冷刺激只會被冷接受器所感知，而振動又只能被振動接受器偵測到。

由於這些專一性，使得我們的皮膚，就好比一張繪製得非常細膩的感覺接受器地圖。

我們每個人對於各種刺激的敏感程度天生就有差異，而這也會大大影響我們對這個世界的感覺。

如果我們的聽力有問題，對於別人的談話，只能聽到片片段段的內容，那麼我們就只能根據有限的資訊來下判斷與做決策。如果我們的視力不佳，那麼就只能專注在比較少的細節上，與世界的互動也將受到影響。如果我們的嗅覺不足，那麼可能無法分辨所在的環境是安全、還是有害健康，使得我們的處境變得較危險。

與此相反的極端情況，則是對刺激過於敏感，結果我們可能會為了避免和環境互動，而錯失生命中許多單純的樂趣。

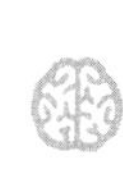
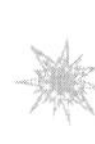
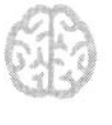

哺乳動物神經系統的病理學和疾病，通常都與該物種特有的腦部組織有關。也因此，就人類的神經系統而言，大腦皮質外層通常最容易出毛病。在人類社會裡，中風是造成殘疾的頭號原因，以及奪走性命的第三號殺手。

由於神經疾病通常都與我們大腦皮質裡比較高級的認知層有關，而中風發生在大腦左半球的機會又是右半球的四倍，所以我們的創造力或理解語言的能力常常因此受損。

中風這個名詞指的是，血管攜帶氧氣到腦細胞的過程出了問題，基本上可以分成兩型：缺血性中風和出血性中風。

根據美國腦中風學會的資料，缺血性中風約占所有中風病例的百分之八十三。缺血性中風的發生，通常是由動脈裡的血塊所引起的。

動脈負責將血液運送到腦部，而它們離心臟愈遠，管徑就愈細，而且這些動脈攜帶了細胞（包括神經元）生存所需要的氧氣。缺血性中風，是因為有血塊在動脈裡游走，到了動脈管徑變細的地方，血塊無法通過時就會卡住。於是充滿氧氣的血流遭到阻斷，無法送到血塊位置以後的細胞。也因此那些區域的腦細胞就會受創，而且通常會死亡。

既然神經元一般說來不能再生，那些死去的神經元也就沒有辦法更新。死亡細胞的功能可能會永遠喪失，除非日後有其他神經元出面，擔起原來神經元的工作，才有可能復原。

每顆腦袋的神經元配置都是獨一無二的，因此每顆腦袋從創傷復原的能力也不相同。

出血性中風，則是因為血液脫逃出動脈，流入腦部所造成的。約有百分之十七的中風屬於出血性中風。當血液直接接觸到神經元時，它們對於神經元來說是有毒的，因此任何血液滲漏或是血管爆裂，都會嚴重損害到腦部。

(動脈受阻後，氧氣無法送到細胞)

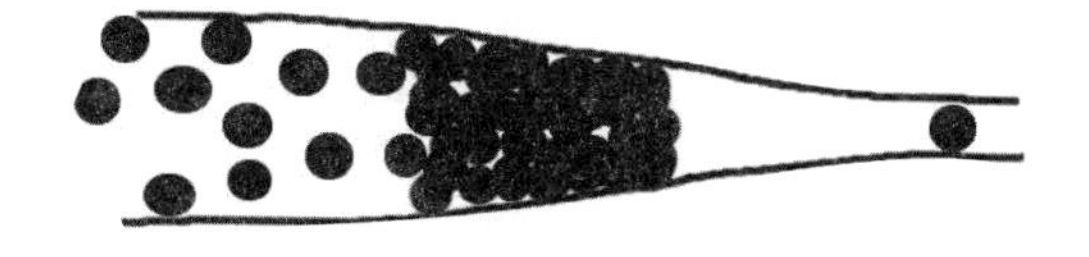

血塊造成的缺血性中風

有一種動脈瘤破裂所造成的腦中風，是因為血管壁某處比較脆弱，結果血管壁像汽球般突出。這個脆弱之處充滿了血液，隨時都可能爆裂，而噴出大量血液到顱骨中。不論是哪一種類型的出血性中風，都有致命的可能。

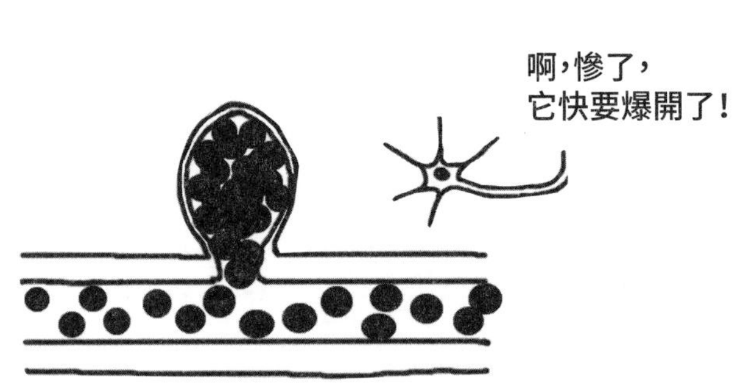

動脈瘤
(特別薄的血管壁像汽球般突出去)

動靜脈畸形（arteriovenous malformation，簡稱AVM）是一種罕見的出血性中風。這種病是先天的，患者的動脈配置天生就不正常。

正常情況下，心臟會以高壓將血流打入動脈，等到血液流入靜脈時，壓力已經變小。但是在高壓的動脈與低壓的靜脈之間，有微血管床做為緩衝系統或是中間帶。

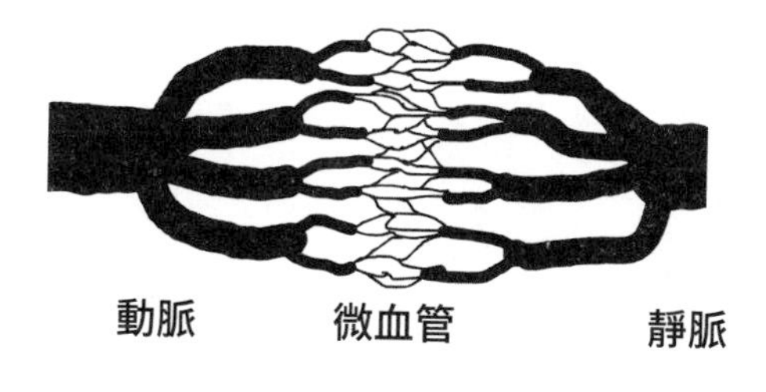

正常血流

反觀動靜脈畸形的案例中，一根動脈會直接與一根靜脈相連，其間沒有可以做為緩衝的微血管床。長久下來，靜脈再也無法承受來自動脈的高壓，而它們之間的連接點就會破裂，於是血液溢入腦部。

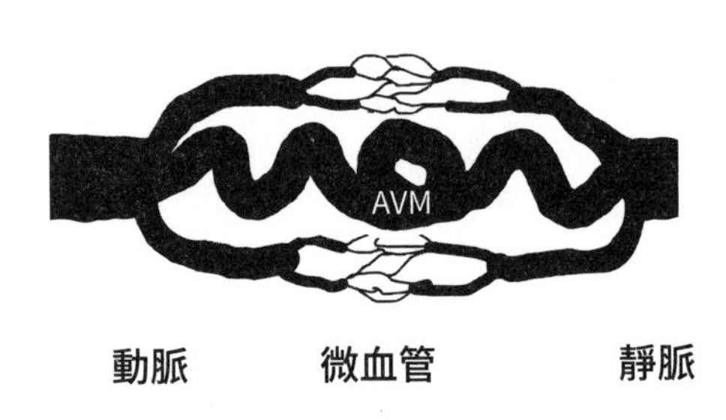

動靜脈畸形
(AVM)

雖然動靜脈畸形只占出血性中風的百分之二[13]，但卻是二十五到四十五歲的青壯年人士最常見的一種中風類型。我的動靜脈畸形爆開那年，我才三十七歲。

不論血管出問題的機制發生在哪一方面，血塊也好、出血也好，沒有任何兩個中風案例具有完全一樣的症狀，因為沒有任何兩顆腦袋具有一模一樣的結構、連結或復原能力。

此外，想要討論中風的症狀、卻不提左右半腦的天生差異，也是不可能的。雖然這兩個半腦的解剖結構相當對稱，然而它們不僅處理資訊的方式截然不同，處理的資訊類型也大不相同。

我們愈了解大腦左右半球的功能結構，就愈容易預測當特定區域損壞時，可能出現哪些缺陷。或許更重要的是，我們有可能從中洞悉更多資訊，知道如何協助中風倖存者恢復失去的功能。

11 American Heritage Dictionary, Second Colledge Edition (Boston: Houghton Mifflin Company, 1985)。

12 Dereck E. Wildman, et. al., Center for Molecular Medicine and Genetics Department of Anatomy and Cell Biology, Wayne State University School of Medicine (Accessed September 10, 2006), <https://www.pnas.org/content/100/12/7181/tab-article-info>。

13 美國神經疾病與中風研究所（National Institute of Neurological Disorders and Stroke）(Accessed September 10, 2006), <http://www.ninds.nih.gov>。

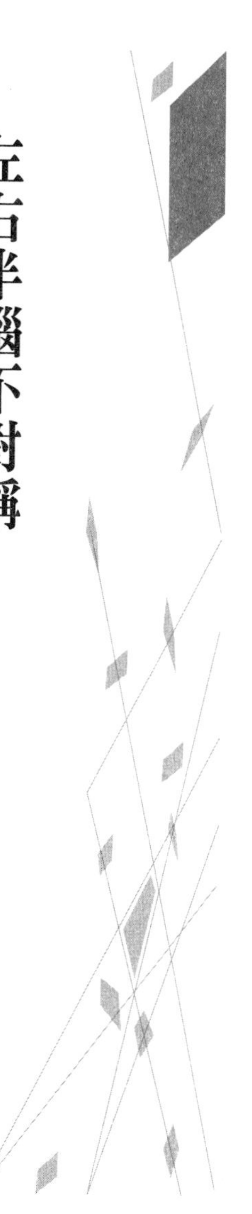

左右半腦不對稱

人類大腦皮質的功能左右不對稱，科學家已經研究不只兩百年了。

就我所知，杜培（Meinard Simon Du Pui）最早記錄了每個大腦半球都有自己的意志。杜培在一七八〇年宣稱人類是雙重人（Homo Duplex）——意思是說，每個人都有一個雙重腦，擁有雙重心靈[14]。

到了一八〇〇年代末，韋根（Arthur Ladbroke Wigan）親眼觀看一樁大體解剖，這位死者生前能夠行走、說話、閱讀、寫字，功能與正常人無異。然而，在檢驗死者的腦部時，韋根卻發現這人只有一邊的大腦半球。

韋根結論道，既然這人只有「半個」腦，卻仍擁有一個完整的心靈，功能猶如一個完整的人，那麼我們這些擁有兩個半腦的人，必定具有兩個心靈。於是韋根極力擁護這種「雙重心靈」理論[15]。

兩百多年以來，關於左右兩個半腦在處理資訊以及學習新事物方面的異同，有許多不同的結論。

一九七〇年代，這個主題在美國爆紅起來，這是由於史培利（Roger W. Sperry）博士先前進行了一系列的分腦實驗，研究對象是那些動了外科手術、切斷胼胝體纖維的嚴重癲癇病患。他在一九八一年諾貝爾獎得主演說中評論道：

> 在連合切開術的情況下，背景因素相等、而且可以就近比較左右大腦，受測者解決同一道問題時，即便是輕微的橫向差異都會造成重大影響。可以觀察到，同一個人不斷輪流採用兩種截然不同的思考方式或策略，就好像兩個不同個體似的，端看當時使用的是左腦還是右腦而定。[16]

經過早期這些分腦病患的相關研究，神經科學家得知，這兩個半腦連在一起時的表現，和它們經由外科手術分開後的表現，是不一樣的。在正常相連的情況下，兩個半腦能互補，並強化另一半腦的能力[17]。當它們經外科手術分開時，兩個半腦的運作，彷彿是擁有自己性格的兩個獨立的腦，這種情形通常稱為「化身博士」現象。

現在，科學家利用某些現代科技，包括功能性磁振造影，能夠即時觀察到哪些特定神經元參與行使某項設定好的功能。由於左右兩個半腦的神經元透過胼胝體整合得非常好，我們展現的每一項認知行為都牽涉到兩個半腦——只是它們做的事不同而已。結果，科學界支持以下這種想法：左右半腦比較適合看成在一個完整腦裡互補的兩半，而非兩個單獨的實體或本體。

擁有兩個能用不同方式來處理資訊的大腦半球，其實很合理，因為那將會加快我們大腦體驗周遭世界的能力，也增加了人類這個物種的整體生存機會。由於兩個大腦半球能夠合作無間的為我們編織出完整的認知世界，因此我們幾乎不可能意識到自己的左腦和右腦分別在做什麼事。

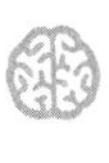
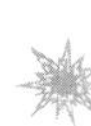
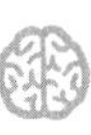

首先，我們必須了解，「大腦半球優勢」不能和「左右手優勢」混為一談。大腦半球優勢的判定，取決於哪一個腦半球擁有創造與了解口語的能力。

到底哪一個腦半球比較優勢，雖說這個問題的統計數字會因你詢問的對象而不同，不過實際上，所有的右撇子都是左腦優勢（超過百分之八十五的美國人為右撇子）。但同時，超過百分之六十的左撇子也被界定為左腦優勢。

現在且讓我們更仔細的來看看左右半腦的不對稱。

我們的右腦（它控制我們左半邊身體）運作方式猶如一台平行處理器。平行的資訊流經過我們的感官系統，同時湧入我們的腦袋。時時刻刻，我們的右腦都會創造出一大幅拼貼畫，內容是某特定時刻看起來、聽起來、嚐起來、聞起來、以及感覺起來的模樣。這些時刻並不會來去匆匆，而是饒富感官、想法、情緒，而且經常伴有生理反應。以這種方式來處理資訊，讓我們可以取得一份當下的清單，了解我們所處的空間，以及我們與該空間的關係。

多虧了我們右腦的技巧，讓我們能夠把一些獨立的時刻記憶得異常清楚與正確。我們當中大部分人都能記得，當甘迺迪總統遭暗殺或是紐約世貿中心倒塌的那一刻，我們身在何方。你記不記得你在婚禮許下諾言的那一刻？或是第一次看到新生子女綻放笑容的那一刻？

我們的右腦，就是設計成依照彼此相關性來記憶一堆事物。在這裡，特定物件之間的界線會淡化，而一張張複雜的心靈拼貼圖會被記憶成由影像、運動感覺與生理感覺加總而成的一個完整物件。

對於右腦來說，時間就只有當下才算數，而且每一刻都充滿了生氣與情感。生死關頭就是現在。要享受就要趁現在。我們要感受並體驗到與超越自己的更偉大事物之間的相連，也就是現在。對我們的右腦來說，現在就是永恆，無比豐富。

我們的右腦沒有任何「怎樣做事才正確」的既定規則與限制，可以隨心所欲跟著直覺去思考，不受拘束，而且它會變換花樣去探索每個時刻所帶來的可能性。這樣的設計，使得我們的右腦思緒純真天然、無憂無慮、而且充滿想像力。它讓我們的藝術菁華自由湧現，不受管束與批判。

當下這一刻，成為所有人事物都合而為一的時刻。結果，我們的右腦會把我們每一個人都視為人類大家庭裡平等的一份子。它能看出我們彼此的相似性，也能體認我們與這個哺育我們的奇妙行星之間的關係。它可以感知宏大圖像，察覺萬物之間的關聯，以及我們如何融入成為大圖像中的一部分。我們之所以具有同理心，能體會他人的處境與感受，就是我們右腦額葉皮質的貢獻。

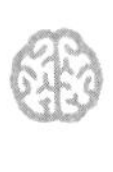
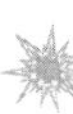
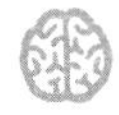

相反的，我們的左腦處理資訊的方式可就完全不同了。它把右腦創造出來的每一個豐富又複雜的時刻，依照時間順序排列起來。然後它會依序，將每個時刻裡的細節，拿來與上一個時刻的細節做比較。我們的左腦將所有細節組合成條理分明的線性順序，它所展現出的時間概念是，把這些時刻分成過去、現在與未來。在這種可預期的時序節奏框架中，我們可以清楚知道哪一件事必須發生在另一件事之前。例如，我只要看看鞋子與襪子，我的左腦馬上就知道，我在穿鞋之前必須先穿襪子。

還有，左腦在看到拼圖時，可以利用顏色、形狀、大小等線索，來辨識組合模式。左腦也可以利用演繹推理，來建立它對事物的認知，例如A比B大，而B比C大，那麼A一定比C大。

不像右腦以圖像來思考，能察覺當下的大圖像，左腦擅長的是細節、細節，以及更多與細節有關的細節。我們左腦的語言中心會用文字來描述、定義、分類並溝通所有事物。左腦會把當下的認知大圖像，分解成一堆它們有辦法談論的數據與資料。

我們的左腦看到一朵花，就會說出這朵花各部位的名稱——像是花瓣、花梗、雄蕊以及花粉等。它會把彩虹影像分割成語言中的紅、橙、黃、綠、藍、靛、紫。它會把我們的身體描述成手臂、腿、軀幹，以及所有能夠想像的解剖、生理與生化的細節。它非常擅長將各種事實與細節編織成故事。左腦的學術能力出眾，也因此展露出它在駕馭細節上的權威感。

透過左腦語言中心，頭腦能夠不斷的和我們對話，我把這個現象稱為「腦袋饒舌」。是那個聲音提醒你在回家途中買香蕉，也是那個很會算計的腦袋知道你該去洗衣服了。

腦袋運作的速度，因人而有很大的差異。對某些人來說，腦袋饒舌的速度之快，讓他們簡直跟不上自己的思緒。對另外一些人來說，用語言思考的速度之慢，要經過好久才有辦法明白。但是還有一些人，沒有辦法專注得久一些，以致無法執行他們的思想。這些屬於正常處理流程上的差異，源頭可以追溯到我們的腦細胞，以及每個腦袋固有的線路設計。

我們左腦語言中心的其中一件任務是，藉由說「我是」來定義自己。你的腦袋會利用腦袋饒舌，不斷重複你的生平細節，以便讓你牢牢記住。它是你的自我中心所在，讓你打從心底知道自己的名字、背景以及家住何方。要是這些腦細胞沒有善盡職責，你將忘記你是誰，也想不起你的生平與身分。

除了用語言來思考，我們的左腦對於接收到的刺激，也會以制式的反應來思考。左腦建立的神經迴路，是以相當自動的方式來對應感官資訊。這些迴路讓我們不必花很多時間，就能夠處理大量資訊，而不必注意個別數據。

從神經科學的觀點來看，神經迴路每一次受到刺激，都只需要較少的外部刺激就可以讓該特定迴路運作。結果，這種反響式的迴路使得我們的左腦創造出我所謂的「思想模式迴圈」（loops of thought patterns），利用這種方式，左腦能以最有限的專注與計算，快速詮釋大量輸入的刺激。

由於我們的左腦滿是這種根深柢固的模式認知程式，它超級擅長根據我們過去的經驗，來預測我們未來的思想、行為或感覺。就拿我來說，我個人很喜歡紅色，也傾向蒐集一堆紅色的東西——我開紅車、穿紅衣。我喜歡紅色，因為當我一遇到紅色物件時，腦裡就有一個迴路變得非常興奮，而且相當自動的運作起來。純就神經科學的觀點來看，我喜歡紅色，其實是因為左腦裡的細胞告訴我說我喜歡紅色。

另外，我們的左腦還會將資訊按高低階層來分類，像是吸引我們的事物（我們喜歡的），或是讓我們反感的事物（不喜歡的）。它把我們喜歡的事物判斷為好的，我們不喜歡的事物判斷為壞的。

透過這種批判與分析行為，我們的左腦不斷的將我們拿去和其他人做比較。它讓我們在財務、學術、榮譽、慷慨、以及所有你想像得到的領域，維持我們的地位。我們的自我，陶醉在自己的個性中，重視自己的獨特性，而且努力爭取獨立。

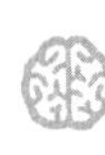
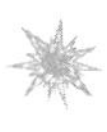
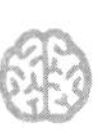

雖然我們的兩個半腦各有一套處理資訊的方式，但是我們所採取的每一項行動，左腦與右腦都能密切合作。

就拿語言為例，我們的左腦了解組成句型的細節和句子的語意，以及單字的意義。是左腦的心智了解字母，以及它們如何排列形成發音，而且這個聲音是有概念（意涵）的。然後再把這些單字串成線狀的形式，創造出能夠傳達極複雜訊息的句子和段落。

我們的右腦能夠詮釋非言辭文字方面的溝通，這點剛好和左腦語言中心的行動互補。右腦可以捕捉更微妙的語言線索，像是聲調、面部表情以及肢體語言。我們的右腦看的是整個溝通的大圖像，並評估整體表達是否一致。

如果對方的肢體與面部表情、聲調或是傳達的訊息不一致，那麼這要不是對方在表達面部表情時有神經方面的問題，就是對方沒有說實話的明顯徵兆。

左腦受損的人，通常沒有辦法創造或理解語言，因為他們語言中心的細胞損壞了。不過，他們在判斷某人是否說實話上頭，通常神準，這要感謝他們的右腦細胞。反過來，如果某人傷到了右腦，他們可能沒有辦法適當的拿捏訊息裡的情感成分。譬如我在玩撲克牌遊戲二十一點，當我說：「hit me!」（發牌給我），聽在右腦受傷的人耳裡，可能真的以為我要他動手打我，而非再發一張牌給我。沒有完好的右腦來幫忙評估溝通大圖像裡的前後文意思，左腦傾向於只能照字面來解釋。

音樂是另一個左右腦功能互補的好例子。當我們一而再的重複練習音階、學習看譜、嘗試記憶怎樣彈奏出我們要的音符時，我們主要是在用左腦的技巧。但是，我們在當下那一刻做這些事情的時候，例如現場演奏、即興表演或是靠聽力記曲來演出，卻是右腦在大展身手。

你有沒有停下來想過，你的腦袋如何界定你的身體在空間中的維度？了不起的是，我們左腦的定向力聯絡區裡，有一些細胞能夠界定我們身體的疆界——相對於我們四周的空間，我們的身體始於何處、終於何處。同時，在我們右腦的定向力聯絡區中，有一些細胞能夠幫我們的身體在空間中定向。結果，左腦告訴我們，我們的身體從哪裡延伸到哪裡，右腦則能幫助我們把身體安置在我們想要到的地方[18]。

我大力推薦你去探究現代有關頭腦與教學、頭腦與學習，以及左右半腦不對稱的無數文章。我相信，愈是了解左右半腦怎樣合作創造出我們所認知的真實世界，我們就愈能成功的了解自己頭腦的天生才華，同時也更能有效率的幫助神經受創的人恢復健康。

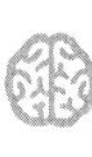
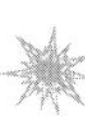
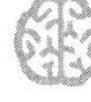

我所經歷的中風類型是左腦的嚴重出血，起因是一個沒有檢查出來的動靜脈畸形。中風那天早晨，嚴重的腦出血讓我完全失能，套句我的形容，當時的我就好像一個嬰兒困在成年女子的身軀裡。

中風後的兩週半之內，我動了一個大手術，移除一個高爾夫球大小的血塊，就是這個血塊使我的腦袋傳送資訊的能力受阻。

手術後，我又花了八年時間，才在生理及心理上完全復原。我相信我之所以能完全復原，是因為我有一項優勢。身為訓練有素的腦神經解剖學家，我很信任頭腦的可塑性——也就是頭腦修復、補位、以及再教育自己的神經迴路的能力。此外，也要謝謝我的學術生涯給了我一張「地圖」，去了解我的腦細胞需要什麼樣的照顧，才能康復。

本書的故事，講述中風讓我見識到的人腦的美麗與彈性。這是一則透過神經科學家的眼睛所看到的個人遭遇，述說我左腦受損而後康復的這段經歷的感受。我希望這本書能讓更多人體會，頭腦在健康以及生病狀態下是如何運作的。

雖說這本書是為了普羅大眾而寫，但是我也衷心希望，你能將本書推薦給你想幫忙他們康復的腦部受創者，或是他們的看護者。

---

14 G.J.C. Lokhorst's Hemispheric Differences before 1800 (Accessed September 10, 2006), <https://www.gjclokhorst.nl/bbs1985.html>。

15 出處同注釋14。

16 Roger W. Sperry's December 8, 1981 lecture (Accessed on September 10, 2006), <http://nobelprize.org/nobel_prizes/medicine/laureates/1981/sperry-lecture.html>。

17 Sperry, M.S. Gazzaniga, and J.E. Bogen, "Interhemispheric Relationships: The Neurocortical Commissures; Syndromes of Hemisphere Disconnection" in Handbook of Clinical Neurology, P.J. Vinken and G.W. Bruyn, eds. (Amsterdam: North-Holland Publishing, 1969), 177-184。

18 Andrew Newberg, Eugene D'Aquili, and Vince Rause, Why God Won't Go Away (NY: Ballantine, 2001), 28。

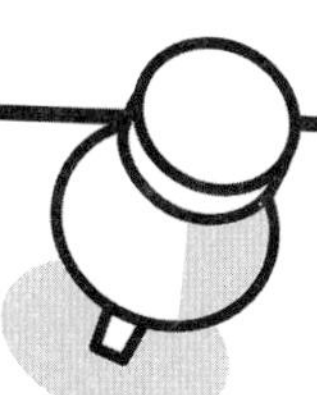

{ 中風警訊症狀 }

S = SPEECH：**說話**，語言上的任何問題

T = TINGLING：**刺痛**，身體任何部位麻木

R = REMEMBER：**記憶**，任何記性方面的問題

O = OFF BALANCE：**失去平衡**，與協調有關的問題

K = KILLER HEADACHE：**要命的頭痛**

E = EYES：**眼睛**，任何視覺上的問題

中風是醫學急症，務必馬上撥打 **“119”**

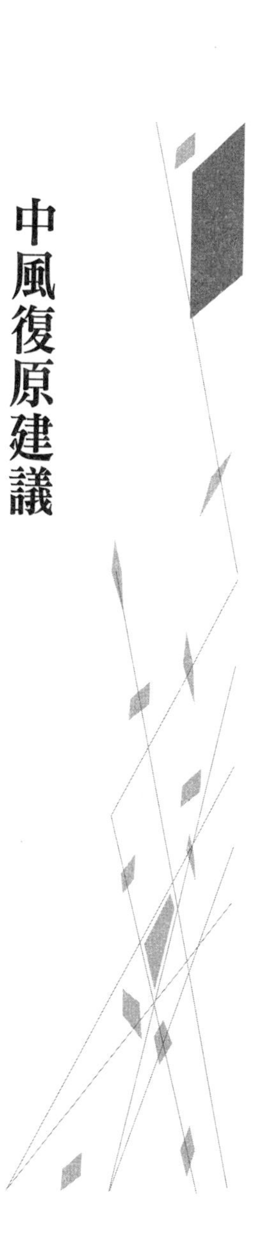

中風復原建議

附錄A：十項復原評估問題

1. 你有沒有檢查過我的眼睛與耳朵，你確定我能夠看和聽嗎？
2. 我能不能分辨顏色？
3. 我能不能感知三維空間？

4. 我有沒有時間意識？
5. 我能不能辨識出我身上每個部位都是屬於我自己的？
6. 我能不能區分出某個聲音與背景雜音？
7. 我有沒有辦法取用食物？我的手能打開容器蓋子嗎？我有力氣或是靈活的手來自己進食嗎？
8. 我舒適嗎？我夠不夠暖和？或是渴不渴？痛不痛？
9. 我對感官刺激（光線或聲音）是否過於敏感？如果是，請帶耳塞給我，好讓我能安眠，並給我一副太陽眼鏡，好讓我能睜著眼睛。
10. 我能不能進行線性思考？我知不知道襪子和鞋子是什麼？我知道應該先穿襪、再穿鞋嗎？

附錄B：四十件中風病人最需要的事

1. 我是受傷，不是笨蛋。請尊重我。
2. 靠近一點，說話慢一點，請發音清楚些。
3. 請重複你的動作
——先假設我什麼都不知道，然後從頭開始，一次又一次。
4. 請你在第二十次教導我某件事時，還保有像第一次教我時的耐心。
5. 來找我時，請帶著開放的心胸，並放慢你的能量。慢慢來。
6. 請注意，你的肢體語言以及臉部表情也都在與我溝通。
7. 請和我眼神交會。我人就在這裡
——來找我吧。鼓勵我吧。
8. 請不要對我大聲吼叫
——我並沒有聾，只是受傷了。
9. 請恰當的碰觸我，和我產生連結。

10. 請尊重睡眠的療效。
11. 請保護我的能量。
不要談話性廣播節目、不要電視、或神經質的訪客！
探訪時間請縮短（只要五分鐘）。
12. 當我有能量學習新東西時，請刺激我的腦，
但是要知道，一點點工作量就可能讓我很快累癱。
13. 請用適齡（幼兒）的教學玩具和書籍來教導我。
14. 請用身體的運動感覺介紹我認識世界。
讓我感受每件事物。（我又回到嬰兒時期了。）
15. 教導我時，請讓我可以用「有樣學樣」的方式來學習。
16. 請相信我真的在努力
——我只不過是趕不上你的技巧或是你的時刻表。
17. 問我有多重選項的複選題，避免問答案只有「是」或「不是」的是非題。
18. 問我有特定答案的問題。給我時間搜尋答案。

19. 請不要以思考速度的快慢，做為評估我的標準。
20. 照顧我時請溫和些，就像在照顧新生兒一般。
21. 請直接對我說話，不要只對我周遭的人談論我。
22. 鼓勵我。期待我會完全康復，即使需要二十年！
23. 相信我的腦袋會永遠繼續學習下去。
24. 將所有我要學的動作拆解成比較小的步驟。
25. 注意有沒有障礙會妨礙我達成某個目標。
26. 請向我說明下一個層次或步驟是什麼，好讓我知道自己正在努力的目標。
27. 請記得，我必須能先熟練操作某個層次的功能，而後才能進展到下一個層次。
28. 慶祝我所有的小成就。這些可以鼓舞我。
29. 請不要幫我把話說完，或是幫我填入我說不出來的字。我需要多用自己的腦袋。
30. 如果我不能找到舊檔案，就要另創一個新檔案。

31. 我可能滿希望你認為，我知道的比實際更多。
32. 請把焦點集中在我能做的事情上，而非我不能做的。
33. 向我介紹我以前的生活。

雖然我沒辦法像以前那樣會彈奏樂器，

這不表示我就無法繼續喜愛音樂或樂器。
34. 記得我在失去某些功能的同時，也得到一些其他的能力。
35. 讓我多接觸家人、朋友以及關愛的支持。

幫我做一面由卡片和照片拼貼成的牆，讓我看到。

為卡片和照片加上注記，好讓我能時常回顧。
36. 請召喚大軍！為我組一個治療大隊。傳話給每個人，請他們送愛給我。

時時告訴他們我的近況，並請他們做一些特別的舉動來支持我

——例如想像我能夠吞嚥或是翻身坐直的樣子。
37. 請愛現在的我。不要教我做以前的我。我的腦袋現在不一樣了。
38. 請保護我，但不要妨礙我的進展。

39. 拿出我舊日做事的影片給我看，提醒我如何說話、行走和舉手投足。
40. 請記得，服藥可能會令我疲憊，也會蒙蔽我的能力，讓我難以了解身為自己是什麼感覺。

1-800-BrainBank!

Oh, I am a brain banker,
Banking brains is what I do.
I am a brain banker,
Asking for a deposit from you!

Don't worry, I'm in no hurry!
Have you considered the contribution you can make
When you are heaven bound, your brain can hang around,
To help humanity, find the key to
Unlock this thing we call insanity.
Just dial 1-800-BrainBank for information please,
Educate then donate, it' s free!

Oh, I am a brain banker,
Banking brains is what I do.
I am a brain banker,
Asking for a deposit from you!

聆聽吉兒的演唱

哈佛腦庫歌

一－八○○－腦庫！

嗨，我是一個腦袋銀行家，
專門負責蒐羅腦袋。
我是一個腦袋銀行家，
拜託各位把腦袋存進來！

別擔心，我不急！
你們可曾想過，你們可能做出的貢獻，
當你們進了天堂，你們的腦袋還在人世，
協助全人類，找出鑰匙，
開啟「心理健全」的大門。
請撥 1-800- 腦庫，更多資訊等著您，
先教育，後捐獻，免付費電話！

嗨，我是一個腦袋銀行家，
專門負責蒐羅腦袋。
我是一個腦袋銀行家，
拜託各位把腦袋存進來！

所以說……
原來你一直想進哈佛呀！

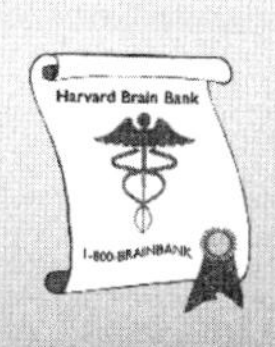

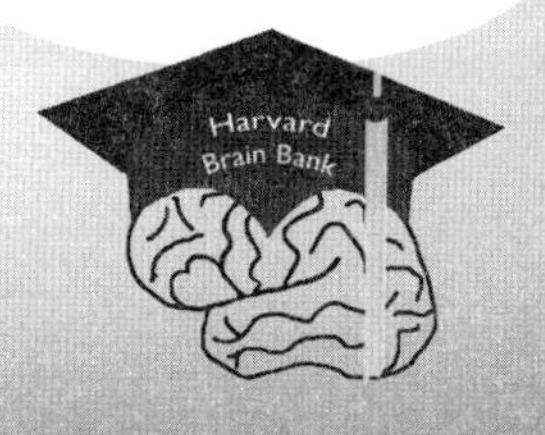

國家圖書館出版品預行編目（CIP）資料

奇蹟／泰勒（Jill Bolte Taylor）；楊玉齡譯 .-- 第二版 .
-- 臺北市：遠見天下文化出版股份有限公司，2020.12
面；公分 .--（心理勵志；S01A）
譯自：My Stroke of Insight: A Brain Scientist's Personal Journey.

ISBN 978-986-525-010-2（平裝）
1. 泰勒（Jill Bolte Taylor, 1959- ）
2. 傳記　3. 腦中風　4. 美國

415.922　　109018944

心理勵志 S01A

奇蹟

My Stroke of Insight: A Brain Scientist's Personal Journey

原　　著——泰　勒（Jill Bolte Taylor）
譯　　者——楊玉齡

總 編 輯——吳佩穎
編輯顧問——林榮崧
責任編輯——徐仕美；陳益郎
美術設計暨封面設計——江儀玲

出 版 者——遠見天下文化出版股份有限公司
創 辦 人——高希均、王力行
遠見・天下文化 事業群榮譽董事長——高希均
遠見・天下文化 事業群董事長——王力行
天下文化社長——林天來
國際事務開發部兼版權中心總監——潘欣
法律顧問——理律法律事務所陳長文律師　　著作權顧問——魏啟翔律師
社　　址——台北市 104 松江路 93 巷 1 號 2 樓
讀者服務專線——02-2662-0012　　傳　　真——02-2662-0007；02-2662-0009
電子信箱—— cwpc@cwgv.com.tw
直接郵撥帳號——1326703-6 號　遠見天下文化出版股份有限公司

電腦排版——陳益郎
製 版 廠——東豪印刷事業有限公司
印 刷 廠——柏皓彩色印刷有限公司
裝 訂 廠——台興印刷裝訂股份有限公司
登 記 證——局版台業字第 2517 號
總 經 銷——大和書報圖書股份有限公司　　電　　話—— 02-8990-2588
出版日期——2009 年 2 月 27 日第一版第 1 次印行
　　　　　　2023 年 8 月 7 日第二版第 4 次印行

定　　價—— NT400 元
書　　號——BBPS01A
ISBN——978-986-525-010-2（英文版 ISBN：978-0-670-02074-4）

天下文化官網—— bookzone.cwgv.com.tw

天下文化
BELIEVE IN READING